Ergebnisse der Anatomie und Entwicklungsgeschichte
Advances in Anatomy, Embryology and Cell Biology
Revues d'anatomie et de morphologie expérimentale
Springer-Verlag · Berlin · Heidelberg · New York

This journal publishes reviews and critical articles covering the entire field of normal anatomy (cytology, histology, cyto- and histochemistry, electron microscopy, macroscopy, experimental morphology and embryology and comparative anatomy). Papers dealing with anthropology and clinical morphology will also be accepted with the aim of encouraging co-operation between anatomy and related disciplines.

Papers, which may be in English, French or German, are normally commissioned, but original papers and communications may be submitted and will be considered so long as they deal with a subject comprehensively and meet the requirements of the Ergebnisse.

For speed of publication and breadth of distribution, this journal appears in single issues which can be purchased separately; 6 issues constitute one volume.

It is a fundamental condition that manuscripts submitted should not have been published elsewhere, in this or any other country, and the author must undertake not to publish elsewhere at a later date.

25 copies of each paper are supplied free of charge.

Les résultats publient des sommaires et des articles critiques concernant l'ensemble du domaine de l'anatomie normale (cytologie, histologie, cyto et histochimie, microscopie électronique, macroscopie, morphologie expérimentale, embryologie et anatomie comparée. Seront publiés en outre les articles traitant de l'anthropologie et de la morphologie clinique, en vue d'encourager la collaboration entre l'anatomie et les disciplines voisines.

Seront publiés en priorité les articles expressément demandés nous tiendrons toutefois compte des articles qui nous seront envoyés dans la mesure où ils traitent d'un sujet dans son ensemble et correspondent aux standards des «Résultats». Les publications seront faites en langues anglaise, allemande et française.

Dans l'intérêt d'une publication rapide et d'une large diffusion les travaux publiés paraîtront dans des cahiers individuels, diffusés séparément: 6 cahiers forment un volume.

En principe, seuls les manuscrits qui n'ont encore été publiés ni dans le pays d'origine ni à l'étranger peuvent nous être soumis. L'auteur d'engage en outre à ne pas les publier ailleurs ultérieurement.

Les auteurs recevront 25 exemplaires gratuits de leur publication.

Die Ergebnisse dienen der Veröffentlichung zusammenfassender und kritischer Artikel aus dem Gesamtgebiet der normalen Anatomie (Cytologie, Histologie, Cyto- und Histochemie, Elektronenmikroskopie, Makroskopie, experimentelle Morphologie und Embryologie und vergleichende Anatomie). Aufgenommen werden ferner Arbeiten anthropologischen und morphologisch-klinischen Inhaltes, mit dem Ziel die Zusammenarbeit zwischen Anatomie und Nachbardisziplinen zu fördern.

Zur Veröffentlichung gelangen in erster Linie angeforderte Manuskripte, jedoch werden auch eingesandte Arbeiten und Originalmitteilungen berücksichtigt, sofern sie ein Gebiet umfassend abhandeln und den Anforderungen der „Ergebnisse" genügen. Die Veröffentlichungen erfolgen in englischer, deutscher oder französischer Sprache.

Die Arbeiten erscheinen im Interesse einer raschen Veröffentlichung und einer weiten Verbreitung als einzeln berechnete Hefte; je 6 Hefte bilden einen Band.

Grundsätzlich dürfen nur Manuskripte eingesandt werden, die vorher weder im Inland noch im Ausland veröffentlicht worden sind. Der Autor verpflichtet sich, sie auch nachträglich nicht an anderen Stellen zu publizieren.

Die Mitarbeiter erhalten von ihren Arbeiten zusammen 25 Freiexemplare.

Manuscripts should be addressed to/Envoyer les manuscrits à/Manuskripte sind zu senden an:

Prof. Dr. A. Brodal, Universitetet i Oslo, Anatomisk Instituttt, Karl Johans Gate 47 (Domus Media), Oslo 1/Norwegen.

Prof. W. Hild, Department of Anatomy, The University of Texas Medical Branch, Galveston, Texas 77550 (USA).

Prof. Dr. R. Ortmann, Anatomisches Institut der Universität, 5 Köln-Lindenthal, Lindenburg.

Prof. Dr. T.H. Schiebler, Anatomisches Institut der Universität, Koellikerstraße 6, 87 Würzburg.

Prof. Dr. G. Töndury, Direktion der Anatomie, Gloriastraße 19, CH-8006 Zürich.

Prof. Dr. E. Wolff, Collège de France, Laboratoire d'Embryologie Expérimentale, 49 bis Avenue de la belle Gabrielle, Nogent-sur-Marne 94/France.

Ergebnisse der Anatomie und Entwicklungsgeschichte
Advances in Anatomy, Embryology and Cell Biology
Revues d'anatomie et de morphologie expérimentale

43 · 4

Editores
A. Brodal, Oslo · W. Hild, Galveston · R. Ortmann, Köln
T. H. Schiebler, Würzburg · G. Töndury, Zürich · E. Wolff, Paris

Herbert Haug

Der makroskopische Aufbau des Großhirns

Qualitative und quantitative Untersuchungen
an den Gehirnen des Menschen, der Delphinoideae
und des Elefanten

Mit 18 Abbildungen

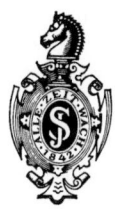

Springer-Verlag Berlin Heidelberg GmbH 1970

Prof. Dr. Herbert Haug
Anatomisches Institut der Universität
D-2300 Kiel, Neue Universität

Die Arbeit wurde mit dankenswerter Unterstützung durch die Deutsche Forschungsgemeinschaft ausgeführt

Herrn Professor Dr. Dr. h. c. W. Bargmann zum 65. Geburtstag gewidmet

ISBN 978-3-540-05081-0   ISBN 978-3-662-11450-6 (eBook)
DOI 10.1007/978-3-662-11450-6

Das Werk ist urheberrechtlich geschützt. Die dadurch begründeten Rechte, insbesondere die der Übersetzung, des Nachdruckes, der Entnahme von Abbildungen, der Funksendung, der Wiedergabe auf photomechanischem oder ähnlichem Wege und der Speicherung in Datenverarbeitungsanlagen, bleiben, auch bei nur auszugsweiser Verwertung, vorbehalten.

Bei Vervielfältigungen für gewerbliche Zwecke ist gemäß § 54 UrhG eine Vergütung an den Verlag zu zahlen, deren Höhe mit dem Verlag zu vereinbaren ist

© by Springer-Verlag Berlin Heidelberg 1970
Ursprünglich erschienen bei Springer-Verlag Berlin-Heidelberg-New York 1970

Library of Congress Catalog Card Number 72-141192
Die Wiedergabe von Gebrauchsnamen, Handelsnamen, Warenbezeichnungen usw. in dieser Zeitschrift berechtigt auch ohne besondere Kennzeichnung nicht zu der Annahme, daß solche Namen im Sinne der Warenzeichen- und Markenschutz-Gesetzgebung als frei zu betrachten wären und daher von jedermann benutzt werden dürften

Inhalt

Einleitung und Problemstellung	7
Material	10
Methodik	10
Quantitative Auswertung	13
Messung der Oberflächen	13
Messung der Volumenanteile	16
Abkürzungen	17
Beschreibung der Gehirne	18
Äußere Ansicht	18
a) Lateralansicht	18
b) Medianansicht	22
c) Basalansicht	27
Innerer Aufbau	30
Elefant	31
Delphinoideae	35
Vergleich des inneren Aufbaues von Mensch, Elefant und Delphinoideae	37
Der quantitative Aufbau der Gehirne	38
1. Längenmaße	38
2. Oberflächenmaße	39
3. Volumina	40
4. Die Beziehungen der Größenwerte untereinander	46
a) Cortexdicke	46
b) Oberflächenbeziehungen	47
c) Die Volumenbeziehungen	47
5. Vergleich der Ergebnisse mit Werten aus der Literatur	52
Diskussion	54
a) Methodisches	54
b) Qualitative Fragen	55
c) Quantitative Probleme	57
Zusammenfassung	62
Summary	63
Literatur	65
Sachverzeichnis	69

Einleitung und Problemstellung

Der Mensch ist in der Lage, durch seine geistige Leistungsfähigkeit seine Umwelt umzugestalten. Das können die Tiere nicht. Das Organ, das für die geistige Leistungsfähigkeit verantwortlich ist, ist das Gehirn. Es wäre daher zu erwarten, daß das menschliche Gehirn eine deutliche Sonderstellung innerhalb der Lebewesen besitzt. Bisher war es jedoch nicht möglich, morphologische Tatbestände im Gesamtaufbau des Gehirns zu finden, die die gegenüber den Tieren besonders hohe Intelligenz des Menschen hätten voll befriedigend erklären können.

Um dies deutlich zu machen, sind in Tabelle 1 die Körper- und Gehirngewichte von Säugetieren zusammengestellt, die die Situation exemplarisch beleuchten. Wir können uns auf die Säuger beschränken, da nur bei ihnen eine für höhere tierische Intelligenz entsprechende Gehirnentwicklung stattgefunden hat, und nur bei ihnen eine echte neocorticale Großhirnrinde entwickelt wurde. Für den Vergleich sind solche Arten ausgewählt worden, die innerhalb aller Mammalia oder ihrer Familien die größten und kleinsten Gehirne besitzen. Der Mensch hat mit einem mittleren Gehirngewicht von 1300—1500 g zwar ein großes Gehirn, aber es gibt Lebewesen, die größere Gehirne aufweisen. Von den landlebenden Tieren hat der Elefant ein etwa 3—4mal größeres Gehirn. Bei den Walen gibt es eine ganze Anzahl von Arten, die ein höheres Gehirngewicht als der Mensch besitzen. Das größte Gehirn aller Lebewesen ist beim Pottwal zu finden; es erreicht knapp 10 kg (Jacobs und Jensen, 1964; Gihr und Pilleri, 1969 b). Zum Vergleich sei erwähnt, daß der Strauß mit etwa 30 g das größte Vogelgehirn und das Krokodil mit etwa 16 g das größte Reptiliengehirn besitzen (Ziehen, 1903; Blinkov u. Gleser, 1968). Die Betrachtung des Gehirngewichtes allein ist nicht zweckmäßig, denn für einen Vergleich ist auch die Relation zum Körpergewicht wichtig. Die Tabelle 1 zeigt, daß die einfache Relation Gehirn- zu Körpergewicht zu keinen biologisch vernünftigen Werten führt; z.B. haben die Zwergspitzmaus und der Zwergmakak ein höheres relatives Gehirngewicht als der Mensch.

Erst wenn wir in diese Beziehung die allgemeine biologische Größengleichung einsetzen, erhalten wir übersehbare Werte. Diese Exponentialgleichung, welche wir auch Allometriegleichung nennen, wurde ursprünglich von Snell (1891) für das Gehirn-Körpergewichtsverhältnis konzipiert. Sie lautet:

$$E = k \cdot S^r \qquad (1)$$

Dabei ist E das Gehirngewicht, S das Gewicht des Somas, r ein Relationsexponent und k ein veränderlicher Wert, der bei einem konstanten r eine Angabe über die von der absoluten Körpergröße unabhängige Gehirngröße macht. Die Formel wurde häufig beschrieben, angewandt, abgewandelt und kritisiert (Dubois,

Tabelle 1. *Gehirngewicht und Körpergewicht bei Säugetieren*[a]

Art	Gehirngewicht (g)	Körpergewicht (g)	Körpergewicht/ Hirngewicht		Cephalisationskoeffizient $r = 0{,}65$
Mensch (Homo sapiens)	1470	75 000	50:1	1	1,00
Spitzmaus (Sorex minutus) „kleinstes Säugergehirn"	0,10	4,6	46:1	$^1/_{25}$	0,04
Elefant (Loxodonta africana) „größtes Gehirn eines Landtieres"	4210	4 000 000	950:1	$^1/_5$	0,22
Pottwal (Physeter macrocephalus) „größtes Gehirn"	9500	30 000 000	3 200:1	$^1/_8$	0,13
Blauwal (Balaenoptera musculus) „größter Säuger"	7000	120 000 000	17 000:1	$^1/_{30}$	0,03
Gangesflußdelphin (Susu gangetica) „kleinstes Walgehirn"	150	11 000	75:1	$^1/_3$	0,35
Schimpanse (Pan troglodytes) „größtes Primatengehirn"	420	46 000	110:1	$^1/_{2,5}$	0,39
Zwergmaki (Microcebus murinus) „kleinstes Primatengehirn"	1,8	54	30:1	$^1/_{7,5}$	0,13
Eisbär (Thalarctos maritimus) „größtes Raubtiergehirn"	450	300 000	670:1	$^1/_8$	0,12
Kamel (Camelus bactrianus) „größtes Ungulatengehirn"	800	500 000	630:1	$^1/_6$	0,16
Walroß (Odobenos rosmarus) „größtes Pinnipedengehirn"	1100	700 000	640:1	$^1/_6$	0,17

[a] Werte nach Ziehen (1903), Mangold-Wirz (1966), Jacobs und Jensen (1964), Stephan und Bauchot (1965), Blinkov und Gleser (1968), Gihr und Pilleri (1969b), Bauchot und Stephan (1969), Schlenska (1969).

1914; v. Bonin, 1937; Wirz, 1950; Klatt, 1955; Portmann, 1962; Starck, 1962; Frick, 1965). Auf die Problematik wird später näher eingegangen.

Stellen wir den Menschen in den Mittelpunkt unserer Untersuchung — das ist vom Standpunkt des Humanmediziners berechtigt — dann kommen wir zu dem von Snell (1891) erstmals eingeführten und von v. Bonin (1937) bestätigten Relationsexponenten $r = 0{,}65$. Bei diesem Exponenten hat k beim Menschen die Größe 1. Unabhängig von der Größe von r geben die Werte von k für die Gehirne verschiedener Arten eine Bezugsgröße an, die unabhängig von der absoluten Körpergröße ist. Die Wahl von r hängt vom Bezugssystem ab und ist daher innerhalb der inhomogenen Entwicklung in den verschiedenen Säugerfamilien für jede Familie unterschiedlich. Beim Vergleich der gesamten Säugerordnung werden Relationsexponenten zwischen 0,15 (Bartenwale: Gihr und Pilleri, 1969b) und 0,92 (Lemurinae: Stephan u. Bauchot, 1965) verwendet. Wir haben $r = 0{,}65$ gewählt; dieser Wert stellt für die Gesamtheit aller Säuger einschließlich des Menschen den optimalsten Relationsexponenten dar.

Der Wert k ist eine Relativgröße, die unabhängig von der absoluten Körpergröße eine Aussage über das Verhältnis von Gehirn- zum Körpergewicht macht. Dabei wird indirekt die Tatsache berücksichtigt, daß die Grundfunktionen der vegetativen Regulation und des somatischen Handlungsentwurfes eine gewisse Mindestmenge an Gehirn benötigen. Diese Mindestmasse des Gehirns ist von der Körpergröße abhängig, steigt aber nicht proportional zum Körpergewicht an — was einem Relationsexponenten von $r = 1,0$ entsprechen würde —, sondern bei den Säugern nur mit dem Exponenten von $r = 0,65$. Die kleinste bei Säugern mögliche Größe von k würde, falls sie bekannt wäre, erlauben, die Mindestmasse des Säugergehirnes für jede Körpergröße zu berechnen. Jedes größere k würde dann proportional angeben, wieviel mal mehr Gehirn dieser Art von Lebewesen gegenüber der nötigen Mindestmasse zur Verfügung steht. Wir nennen daher k den Cephalisationskoeffizienten. Da k von der Wahl des Relationsexponenten r abhängt, ist ein bestimmter k-Wert nur für einen definierten Relationsexponenten gültig. Es muß hier darauf verwiesen werden, daß k und r der Allometriegleichung bei allen Ordnungen der Vertebraten, die nicht zu den Säugern gehören, andere Werte annehmen. Das läßt sich leicht verstehen, denn bei einer homoithermen Ordnung sind die Mindestmassen des Gehirnes pro Körpergewicht sicherlich schon wegen der Temperaturregelung höher als bei einer poikilothermen Ordnung.

Wichtig wäre nun zu wissen, wie hoch das kleinste k für die warmblütigen Säuger mit ihrem mittleren Relationsexponenten von $r = 0,65$ ist. Dieser k-Wert ist unbekannt; er liegt sicher deutlich unter 0,03, dem niedrigsten in unserer Tabelle enthaltenen k. Dieser Wert wird von der Zwergspitzmaus, dem kleinsten, und dem Blauwal, dem größten Säuger erreicht. Der kleinste Wert von k wird wohl immer unbekannt bleiben, da alle diejenigen Säugerarten, welche im Laufe der Evolution entstanden sind, sicherlich nur dann überlebten, wenn sie dieses kleinste k deutlich überschritten.

In Tabelle 1 ist neben der absoluten Relation Gehirn-Körpergewicht auch der Cephalisationskoeffizient angegeben. Der Cephalisationskoeffizient in Tabelle 1 weist für den Menschen einen etwa 3mal höheren Wert auf als für den kleinen Gangesflußdelphin und den Schimpansen und einen 5—8mal höheren Wert als für Elefant, Pottwal, Zwergmaki, Eisbär, Kamel und Walroß. Nach unseren Ausführungen (s.o.) hat der Mensch in dem Bezugssystem von $r = 0,65$ unabhängig vom absoluten Körpergewicht 3mal mehr Gehirnmasse als Gangesflußdelphin und Schimpanse und entsprechend 5—8mal mehr als die anderen oben erwähnten Tiere zur Verfügung. Gegenüber dem Blauwal und der Zwergspitzmaus besitzt er sogar 25mal mehr Gehirn.

Insgesamt weist das menschliche Gehirn nach Tabelle 1 eine auffallende Sonderstellung auf; jedoch fehlen in diesem Vergleich neben anderen Säugern die Delphine, bei denen sich z.T. k-Werte von über 0,5 finden. Auf dieses Problem werden wir später genauer eingehen. Es ist mit der allgemeinen Formel nichts darüber ausgesagt, ob im Rahmen der Phylogenese alle Teile gleichmäßig, oder ob gewisse Teile im Rahmen einer Intelligenzerhöhung besonders bevorzugt vergrößert worden sind. Es ist bekannt, daß sich der Großhirncortex als Ort der höchsten Integrationen beim Menschen, aber auch bei anderen höheren Säugern mächtig entwickelt hat. Exaktes über das Problem der *Beziehungen zwischen dem*

Gehirn und seinen Anteilen (insbesondere Großhirncortex) *zur Intelligenzfähigkeit* ist nicht bekannt. In einer qualitativen und quantitativen Untersuchung soll im folgenden diese Frage bearbeitet werden.

Es ist notwendig, bei dieser Untersuchung das menschliche Gehirn mit solchen Gehirnen zu vergleichen, die sich von ihm weder in der absoluten Größe noch im formalen Aufbau erheblich unterscheiden. Solche Gehirne finden wir bei den Walen und hier besonders ausgeprägt bei den zu den Odontoceti gehörenden Delphinoideae. Es ist daher nicht verwunderlich, wenn in den letzten Jahren die Delphine und ihre Gehirne intensiv untersucht werden, da sie neben großen Gehirnen auch eine ausgeprägte tierische Intelligenz besitzen.

In den Vergleich wird auch das Gehirn des Elefanten einbezogen, das deshalb so interessant ist, weil der Elefant, wie erwähnt, als einziges Landsäugetier ein größeres, sogar mehrfach größeres Gehirn als der Mensch besitzt.

Eine quantitative Analyse des Gehirns des Menschen, der Delphine und des Elefanten wird durch eine vergleichende qualitative Beschreibung erst wirklich sinnvoll. In den letzten hundert Jahren wurden die Gehirne der Wale und des Elefanten vielfach untersucht und zahlreiche Details über sie gesammelt. Die Sichtung und der Vergleich dieser Befunde wird durch eigene Untersuchungen ergänzt.

Material

Die Gehirne wurden teils in Deutschland, teils in den USA gesammelt. Nähere Angaben zum Material stehen in der Tabelle 2[1]. Die Werte für den Menschen wurden von Schlenska (1969) bereits veröffentlicht und innerhalb dieser Mitteilung nur etwas umgeformt. Seine Untersuchungen wurden im gleichen Labor mit den gleichen Methoden durchgeführt wie die eigenen. Eine gute Vergleichbarkeit der Ergebnisse ist damit gewährleistet.

Wegen der Seltenheit des Materials mußten auch solche Gehirne in die Untersuchungen einbezogen werden, die nicht mehr optimal erhalten waren. Außer beim Grampus griseus und Tursiops truncatus I wurden alle Gehirne innerhalb von 24 Std nach dem Tode aus dem Schädel entnommen. Bei Grampus griseus und Tursiops trucatus I konnten die Gehirne nicht sofort herausgenommen werden. Sie wurden in Florida nach dem Anlanden der Tiere tiefgefroren und erst nach Wochen unter gleichzeitiger Präparation in Formalin fixiert. Die beiden Gehirne zeigten makroskopisch einen guten Erhaltungszustand. Für eine quantitative Mikroskopie waren sie nicht geeignet, da sich beim Einbetten zahlreiche Sprünge in der Hirnrinde ausbildeten. Die Zellstruktur war bei ihnen überraschend gut erhalten und denen der anderen Gehirne gleichwertig. Beim Elefanten kam es wegen der Größe noch während der Fixierung in den zentralen Marklagern des Großhirns zu zwei kleineren autolytischen Zerfallsherden im Übergang vom Parietal- auf den Temporallappen. Die tiefen Sulci der Rinde sowie die grauen Kerne waren davon nicht betroffen, so daß sowohl für die qualitative als auch quantitative makroskopische Auswertung keine Schwierigkeiten entstanden.

Methodik

Die Gehirne wurden nach der Präparation in Deutschland und den USA einheitlich — soweit das möglich war — gewogen und anschließend durch Immersion in Formalin 1:10 fixiert. Die sehr großen Gehirne — insbesondere das des Elefanten — konnten wegen der weichen Konsistenz des frischen Gehirnes nicht unfixiert gewogen werden. Als Bezugsgewicht für den Vergleich wurde daher das Gewicht der Gehirne nach mindestens 9monatiger Fixierung heran-

---

1 An dieser Stelle möchte ich Herrn Prof. Dr. Kinne, Biologische Anstalt Helgoland, für das Braunfischgehirn, Herrn Prof. Dr. Herre, Kiel, für ein Flaschennasengehirn und Herrn Prof. Dr. Elias, Chicago, für die Überlassung der übrigen Walgehirne herzlich danken.

Tabelle 2. *Angaben zum Material*

Art		Ab- kürzung	Körper- gewicht[a] (kg)	Gehirn- gewicht (g)	Anzahl der Schnitte	
Allgemeine Bezeichnung	Fachliche Bezeichnung				frontale Serie	horizontale Serie
Mensch[b]	Homo sapiens[b]	Ho	75	1470	s. Schlenska (1969)	
Elefant	Loxodonta africana	Ele	4000	4210	18 re.	17 li.
Pilotwal I	Globicephala macrorhyncha I	Gm I	900	3150	22 re.	20 li.
Pilotwal II	Globicephala macrorhyncha II	Gm II	700	2580	18[c]	
Flaschennasen- delphin I	Tursiops truncatus I	Tt I	120	1140	27	—
Flaschennasen- delphin II[d]	Tursiops truncatus II	Tt II	?	1380	—	—
Rissos Delphin	Grampus griseus	Gg	300	1640	27	—
Braunfisch	Phocaena phocaena	Pp	50	495	14 re.	13 li.

[a] Geschätzt. — [b] Mittelwert. — [c] Besondere Schnittrichtung. Näheres s. Text. — [d] Nur für qualitative Auswertung herangezogen.

Tabelle 3. *Veränderungen des Hirngewichtes beim Elefanten in Abhängigkeit von der Fixierungsdauer*

Zeit der Wägung	Gewicht (g) bzw. Volumen (cm^3)	Quellungs- größe[a] (%)
Frisch	nicht wägbar	100 ?
Gewicht nach 8 Std Fixierung	4480	104
Gewicht nach 18 Std Fixierung	4650	108
Gewicht nach 3 Wochen Fixierung	4520	104
Gewicht nach 2 Jahren Fixierung	4310	100
Gewicht nach Abzug des Ventrikel-Inhalts = neues Bezugsgewicht, für quantitativen Teil	4210	—
Errechnetes Volumen des ausgewerteten Gehirns (spez. Gewicht 1,04)	4051	—

[a] Näheres s. Text.

gezogen. Nach Bahr, Bloom und Friberg (1957), Bauchot (1967) und eigenen Erfahrungen am Elefanten (Tabelle 3) entspricht das Gewicht des Gehirnes nach längerer Fixierung in Formalin 1:10 nahezu dem des frischen Gehirnes. Bei der Fixierung des Gehirns in Formalin 1:10 kommt es nach kurzer Zeit zu einer relativ starken Schwellung (8—25%). Bereits nach wenigen Tagen bildet sich diese Schwellung langsam zurück und innerhalb von einigen Monaten nähert sich das Gewicht des fixierten Gehirnes asymptotisch dem Frischgewicht.

In den quantitativen Untersuchungen kann nur mit dem Volumen als Bezugsgröße gearbeitet werden, da aus methodischen Gründen nur Volumenanteile gemessen werden können. Bei mehreren Gehirnen konnten die Frischvolumina nicht gemessen werden. Sie wurden berechnet. Als Grundlage diente das Gewicht des über 9 Monate fixierten Gehirnes und das spezifische Gewicht von 1,04. Dieser mittlere Wert für die gesamte Hirnmasse wurde von Kraus und Pilleri (1969) angegeben und bei eigenen Messungen an den Gehirnen von Pilotwal und Braunfisch bestätigt. Die bei diesem Verfahren auftretende Ungenauigkeit der Werte, die etwa bei 2% liegt, ist sehr klein gegenüber den Unterschieden zwischen den verschiedenen untersuchten Gehirnen und kann daher unbedenklich vernachlässigt werden.

Die Gehirne wurden vor der Untersuchung photographiert und alle äußeren Parameter gemessen. Dann wurden sie mediansagittal halbiert und erneut photographiert. Nach Abtrennung des Hirnstammes unterhalb des hinteren Balkenendes wurden beide Teile erneut gewogen. In die weitere Bearbeitung wurde meinerseits nur das Großhirn einbezogen; dieses setzt sich aus End- und Zwischenhirn zusammen.

Für die qualitative Beschreibung wurden aus Original und Photographie Strichskizzen hergestellt. Letztere haben gegenüber den Photographien den Vorteil, daß einzelne kleine Beschädigungen, die bei der Bearbeitung unvermeidbar waren, nicht mehr sichtbar sind. Weiterhin beschränken sie den Blick auf das Gesicherte und Wesentliche. In den qualitativen Vergleich werden auch andere Waltiere einbezogen.

Zur weiteren Bearbeitung wurden die Gehirne ohne Einbettung in Scheiben zerlegt. In den USA wurden die Gehirne mit einer Wurstschneidemaschine in gleichdicke Scheiben von 0,5—1,0 cm Dicke zerlegt. In Deutschland wurden die Scheiben mit einem selbstgebauten Makrotom hergestellt.

Von jeder Scheibe wurde unter Wasser Front- und Rückseite photographiert, wofür in den USA eine Hasselblad 6×6 cm und in Deutschland eine Linhoff Technika 9×12 cm zur Verfügung standen. Die Abzüge wurden in den USA auf hartes Hochglanzpapier, in Deutschland auf Dokumentenpapier im Maßstab 1:1 vergrößert. Der Maßstab 1:1 zwischen Original und Abzug muß wegen der quantitativen Auswertung absolut exakt eingehalten werden. Wir photographierten daher mit jeder Scheibe einen Maßstab, der in gleicher Höhe wie die Oberfläche lag. Die Abzüge wurden mit den Originalen verglichen, notfalls die Tiefe feinster Furchen nachgezeichnet. Dazu wurde an der Originalscheibe durch ein leichtes Anheben mit dem Finger die tatsächliche Existenz der fraglichen Furche nachgewiesen.

Nach dem Photographieren wurden die Scheiben in Plastikbeutel eingeschweißt. Beim Einschweißen wurde darauf geachtet, daß sich nur soviel Flüssigkeit in dem Beutel befand, wie zur Durchfeuchtung und Erhaltung der Scheibe nötig war. Die Luft wurde soweit wie möglich ausgepreßt. Als Flüssigkeit verwendeten wir Formalin 1:10. Auf diese Weise ist es möglich, später auftauchende Fragen ohne Öffnen des Beutels zu klären. Auch die quantitativen Auswertungen können direkt an den Scheiben ohne Geruchsbelästigungen ausgeführt werden.

Bei neu auftauchenden Fragen können die eingebeutelten Scheiben jederzeit aus dem Archiv entnommen und falls nötig ausgebeutelt werden. In einem Falle (Globicephala II) war es z.B. erforderlich, die genaue Schnittebene für die Scheiben nochmals festzulegen. Dazu wurden nach dem Ausbeuteln die Scheiben wieder aufeinandergelegt und so das Gehirn wieder zusammengesetzt. Zweckmäßig geht man dabei von den größten mittleren Scheiben aus und baut zwei Gehirnhälften auf, die sich jeweils nach oben konisch verjüngen. Nach einer solchen Rekonstruktion können die Scheiben erneut eingebeutelt werden. Ein zu häufiges Hantieren mit den eingebeutelten Scheiben sollte jedoch vermieden werden.

In unserem Archiv sind solche eingebeutelten Gehirnscheiben seit Jahren aufbewahrt, ohne daß es zu Veränderungen gekommen ist. Wir halten eine mindestens jährliche Kontrolle der Beutel für wichtig, da trotz fachgerechten Einschweißens in etwa 5—10% der Fälle geringste Undichtigkeiten zu Verdunstungen führen können. Solche Beutel müssen eröffnet und die Scheiben erneut eingebeutelt werden.

Die verbeutelten Dauerpräparate können zur Rekonstruktion von Binnenmodellen der zentralen Kerne und der Ventrikelverhältnisse der Gehirne herangezogen werden. Beim Elefanten wurde ein solches Modell der großen grauen Kerne des End- und Zwischenhirnes in Originalgröße entwickelt. Dazu wurde aus 2 mm dicken Plexiglasplatten zunächst eine Umrißfigur der Vorderseite jeder Scheibe ausgesägt. Sodann wurden mit Hilfe der Originalscheibe und der Photographie die in den etwa 1 cm dicken Scheiben liegenden Stammganglien mit Fimo-Masse[2] nachmodelliert. Für jeden Kern wurde eine andere Farbe gewählt. Die fertigmodellierten, zwischen die Plexiglasscheiben passenden Kernmodelle wurden sodann bei 200° 5—10 min im Thermostaten gehärtet. Danach wurde mit Plexiglaskleber das Modell zusammengebaut, wobei entsprechend etwa 8 mm lange Rundstäbchen den Zusammenhalt des Modells an den kernfreien Randpartien möglich machten. Ein solches Rekonstruktionsmodell gibt ein gutes räumliches Bild der Stammganglien des Großhirns. Es diente als Grundlage für Zeichnungen mit räumlicher Wirkung.

Quantitative Auswertung

Die quantitativen Untersuchungen wurden mit stereologischen Verfahren durchgeführt. Die Grundlagen der verwendeten Methoden für die Oberflächen- und Volumenmessung wurden mehrfach beschrieben (Underwood, 1967, 1969; Weibel und Elias, 1967a, 1967b; Haug, im Druck). Im einzelnen werden daher hier nur solche Fragen besprochen, die mit der Adaptation der Grundverfahren an die makroskopische Messung für ganze Gehirne verbunden sind.

Die stereologischen Verfahren sind Stichprobenuntersuchungen. Bei größeren unregelmäßig gestalteten Körpern, wie es das Gehirn ist, muß dabei garantiert sein, daß alle Anteile gleichmäßig erfaßt werden. Das läßt sich am besten durch Zerlegen des Gehirns in etwa gleich dicke Scheiben erreichen. Bei einem Stichprobenverfahren ist es nicht nötig, daß alle Scheiben exakt die gleiche Dicke haben. Abweichungen bis 30% von der mittleren Scheibendicke sind ohne statistisch relevanten Einfluß auf die Ergebnisse, falls das untersuchte Teilobjekt in mehreren Scheiben liegt. Die gewählte Scheibendicke hängt also von der Größe des zu messenden kleinsten Objektes im Gehirn ab. Ganz allgemein ist die Exaktheit des gefundenen Ergebnisses direkt von der Anzahl der Scheiben abhängig, in denen ein Objekt beobachtet und gemessen werden kann. Auf Grund unserer Erfahrungen muß ein Objekt in mindestens 3 Scheiben meßbar sein, um einen guten Schätzwert zu ermöglichen, und es sollte in mindestens 10 Scheiben sichtbar sein, um ein exaktes Ergebnis zu sichern. Die mittlere Scheibendicke haben wir nicht durch die Ausmessung der Scheibendicke ermittelt — diese ist wegen der kaum vermeidbaren Unebenheiten der Schnittebenen sowieso problematisch —, sondern aus der Anzahl der Scheiben und der größten Längsausdehnung des Gehirns, welche sich senkrecht zu der Schnittebene der Scheiben erstreckt, berechnet,. Die Anzahl der Scheiben bei den eigenen Untersuchungen lag zwischen 13 und 27, damit waren die oben genannten Bedingungen für Schätzwerte auch bei den großen Ganglien des End- und Zwischengehirnes eingehalten (s. Tabelle 2).

Messung der Oberflächen

Die Oberflächen eines geschlossenen Körpers können nach der Formel (Hennig, 1956):

$$O = 2 \cdot P \cdot D \cdot T \tag{2}$$

ausgemessen werden. Dabei ist O die gesuchte Oberfläche, P die Anzahl der Meßpunkte, D die Distanz der parallel liegenden Meßlinien und T die Dicke der Scheiben. Als Scheibendicke wird die mittlere Scheibendicke eingesetzt. Für alle Größen müssen gleiche Dimensionen gewählt werden. Bei makroskopischen Messungen wird zweckmäßig das cm als Einheit gewählt. Zur Messung selbst wurden verschiedene Meßplatten aus Plexiglas hergestellt, in die jeweils parallele Meßlinien mit 0,5, 1,0 und 2,0 cm Abstand eingekratzt wurden. Je nach der Größe des Gehirnes wurde die Platte mit dem günstigsten Linienabstand gewählt (s. unten).

Bei der Auswertung wird die Meßplatte auf den photographischen Abzug oder die eingebeutelte Scheibe gelegt. Der Durchtritt der Meßlinien durch eine Oberfläche ist ein Meßpunkt. Die Abb. 1 zeigt das an einem Auswertebeispiel. Innerhalb eines Sulcus werden im

---

2 Fimo, Firma: E. Faber.

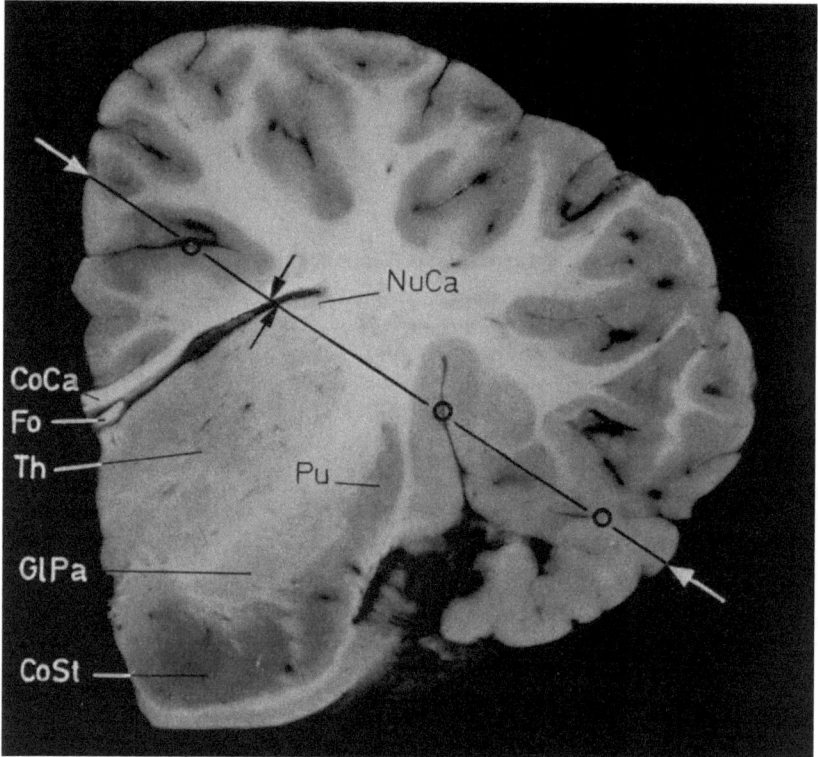

Abb. 1. Beispiel für die Auswertung bei der Oberflächenmessung (Frontalschnitt-Scheibe 7, Vorderseite — Phocaena phocaena). Auf der Auswertelinie bedeuten: Kreis = 2 Meßpunkte für innere Oberfläche des Cortex, weißer Pfeil = 1 Meßpunkt für äußere Oberfläche des Cortex, schwarzer Pfeil = 1 Meßpunkt für Ventrikeloberfläche. Die Strukturdetails werden auf S. 35 besprochen. Abkürzungen s. S. 17. Abbildungsmaßstab 1,8:1

allgemeinen zwei Oberflächen gekreuzt; es ergeben sich daher zwei Meßpunkte. Bei Berührung darf nur ein Meßpunkt registriert werden. Jeder einzelne Meßpunkt wird in ein kleines Zählgerät eingetastet; das hat den Vorteil, daß man während der Auswertung mit einer Hand die Meßlinie verfolgen kann und dadurch Zeilensprünge vermeidet. Die andere Hand berührt mit dem Finger die Tasten des Zählgerätes. Bei den Messungen wurde zwischen 1. freier Oberfläche des Cortex cerebri, 2. innerer Oberfläche des Cortex cerebri innerhalb der Sulci, 3. Oberflächen des Gehirnes, die nicht Cortex sind, und 4. Oberflächen der Ventrikel unterschieden.

Um ein statistisch auswertbares Material zu erhalten, haben wir jeden Schnitt mehrfach vermessen. In Vorversuchen wurde das beste Verfahren ermittelt, das auch eine gute statistische Bearbeitung ermöglichen mußte. Folgendes Verfahren hat sich bewährt und kann daher für ähnliche Untersuchungen empfohlen werden:

1. Bei der Einzelmessung wird die Meßplatte aus geringer Höhe — 3—5 cm — auf die Abbildungen bzw. die Scheibe geworfen und mit der dabei zufällig erreichten Lage des Liniennetzes ausgewertet.

2. Diese Einzelmessungen wurden zu Durchgängen zusammengefaßt. Ein Durchgang erfaßte je einen Einzelwert jeder Scheibe eines Gehirnes bzw. einer Hemisphäre. Dabei wird darauf geachtet, daß in einem Durchgang nur die gleichen Seiten der Gehirnscheiben aus-

gemessen wurden — entweder nur Vorder- oder nur Rückseiten. — Wird das nicht beachtet, so entstehen vermeidbare Meßfehler. Da die Rückseite der vorderen Scheibe nur das Spiegelbild der Rückseite der folgenden Scheibe ist, braucht innerhalb des Gesamtergebnisses nicht zwischen Durchgängen, die nur an Vorderseiten und solchen, die nur an Rückseiten ausgemessen wurden, unterschieden zu werden.

3. Alle Messungen eines Durchganges werden fortlaufend in das Zählgerät eingetastet und dadurch zu einem einheitlichen Meßwert zusammengefaßt. Nach jedem Durchgang wird das Zählgerät auf Null zurückgestellt.

Die Summe aller Meßwerte soll statistisch überprüfbar sein, daher ist eine größere Anzahl von Meßwerten notwendig. Andererseits soll der Arbeitsaufwand bei der Auswertung so klein wie möglich gehalten werden. Um dies zu erreichen, wurde folgender Weg eingeschlagen:

4. Der Arbeitsaufwand läßt sich durch die Verwendung von Meßplatten mit weiten Linienabständen erheblich verringern.

Durch eine ungünstige Lage der Meßlinien zu den Oberflächen können bei einer Einzelmessung größere Variationen der Punktzahlen entstehen. Die Zusammenfassung aller Einzelwerte zu einem Meßdurchgangswert verringert die Variation stark. Das soll etwas näher erläutert werden. Enge Liniennetze bringen für Einzelausmessungen eine deutlich höhere Genauigkeit. Da bei Stichprobenuntersuchungen mit den statistischen Methoden die Ergebnisgenauigkeit über die Variation der Einzelwerte festgestellt wird, wird die Genauigkeit des Gesamtergebnisses nur dann statistisch günstig, wenn wir von einer ausreichenden Anzahl von Einzelwerten ausgehen. Ganz allgemein können wir sagen, daß die statistische Aussage leichter wird, wenn wir viele Meßdaten mit etwas höherer Variabilität haben, als wenn wir wenige und sehr genaue Einzelwerte besitzen. Auf unser Problem übertragen heißt das, daß bei gleichem Arbeitsaufwand (gleicher gezählter Gesamtpunktzahl) weite Netze mit weniger Punktzahlen im Einzelmeßwert eine besser gesicherte Ergebnisaussage ermöglichen als enge Netze mit vielen Punktzahlen bei einem Meßwert.

5. Andererseits sollten die Linienabstände nicht zu weit gewählt werden, da bei steigendem Abstand die Variabilität der Meßwerte ebenfalls ansteigt und jenseits eines optimalen Linienabstandes die statistische Sicherung für das Ergebnis wieder schwieriger wird. Eine gesicherte Regel für den optimalen Abstand ist bislang noch nicht entwickelt worden. Innerhalb der eigenen Auswertungen haben wir folgende empirisch festgelegte Regel eingehalten: Durch die kleinste Abbildung einer Durchgangsserie müssen auch bei ungünstigster Lage mindestens zwei, möglichst drei Auswertelinien ziehen. Weiter müssen die Linien der Meßplatten in jedem Falle länger sein als die größte Längsausdehnung des größten Schnittes.

6. Einen weiteren Vorteil haben die weiten Linienabstände: ein versehentlicher Liniensprung innerhalb eines Auswerteganges ist bei ihnen seltener, wenn nicht gar unmöglich. Bei engen Liniennetzen sind Zeilensprünge kaum zu vermeiden.

7. Die Erfahrung zeigt, daß die einzelnen Durchgänge trotz der weiten Linienabstände nur geringe Variation aufweisen. Daher waren für die Untersuchungen der Oberflächen eines Gehirnes bzw. einer Hemisphäre 10—15 Durchgänge in jedem Falle ausreichend.

Durch eine orientierte *Anordnung der Strukturen* — z.B. parallel liegende Windungen des Großhirnes — kann es zu systematischen Meßfehlern kommen. Nicht immer sind solche Orientierungen makroskopisch eindeutig zu erkennen. Es ist daher wichtig zu wissen, daß über die Meßergebnisse (s. u.) ein solcher Orientierungsfehler relativ leicht ermittelt werden kann. Andererseits läßt sich ein solcher Meßfehler im gleichen Verfahren wieder weitgehend ausschalten. Dabei ist folgendes zu beachten:

8. Am Bildmaterial oder an den eingebeuteten Scheiben muß eine Basisseite gekennzeichnet sein. Innerhalb eines Durchganges soll der Grundwinkel der Meßlinien gegenüber der Basisseite des Objektes immer gleich sein. Die beim Aufwerfen der Platte entstehenden geringen Winkelverschiebungen brauchen nicht beachtet zu werden, da sie im Rahmen der Gesamtwerte nur eine Variation darstellen und das Ergebnis daher effektiv nicht beeinflussen.

9. Nach jedem Durchgang wird bei gleicher Objektlage die Meßplatte jeweils gleichsinnig um 60° gedreht und so der nächste Durchgang gemessen. (Es kann selbstverständlich auch die Meßplatte feststehend sein und das Bildmaterial um 60° gedreht werden.)

10. Bei drei aufeinanderfolgenden Durchgängen erhält man Meßergebnisse von drei verschiedenen Winkelstellungen. Sind diese im statistischen Sinne als gleichgroß anzusehen, so

ist ein systematischer Meßfehler infolge Furchenorientierung nicht wahrscheinlich. Sind sie deutlich verschieden, so kann ein solcher vorliegen.

11. In letzterem Falle müssen, im anderen Falle sollten die Winkelstellungen in den Meßprotokollen vermerkt werden. Bleiben bei mehreren Durchgängen die Meßwerte der verschiedenen Winkelstellungen immer im gleichen Sinne verschieden, so ist eine Orientierung der Furchen wahrscheinlich.

12. In diesem Falle sind jeweils drei Durchgänge mit den drei verschiedenen Winkelstellungen zu einem neuen Grundmeßwert zusammenzufassen. Die Anzahl der Durchgänge muß dann zur Erreichung gleicher statistischer Sicherungswerte entsprechend vermehrt werden.

13. Ein solcher Mehraufwand tritt nicht ein, wenn kein Unterschied zwischen den verschiedenen Winkelstellungen im Ergebnis zu finden ist, denn die Drehung der Platte bzw. des Bildmaterials bedeutet keinen Arbeitsaufwand.

Falls die Faltenbildung im Großhirn durch alle Schnitte exakt senkrecht oder parallel zur Scheibenschnittrichtung geht, kann es darüber hinaus zu einem weiteren orientierungsbedingten Meßfehler kommen. Dieser kann analysiert werden.

14. Dazu werden die beiden Hemisphären jeweils verschieden geschnitten — die eine in horizontaler und die andere in frontaler Richtung — (s. Tabelle 2) und ausgemessen. Wir fanden bei den stark gefalteten Gehirnen des Elefanten, Pilotwales I und Braunfisches nur geringe — statistisch bedingte — Unterschiede.

Wir halten daher bei windungsreichen Gehirnen ohne Vorzugsrichtung der Windungen die Anlegung von senkrecht aufeinanderliegenden Serien von Schnittebenen durch die beiden Hemisphären für nicht unbedingt erforderlich. Aus diesen Gründen war es auch erlaubt, die Gesamtergebnisse bei Tursiops truncatus und Grampus griseus aus nur einer Hemisphäre zu ermitteln. Bei beiden stand uns nur eine gut erhaltene Hemisphäre zur Verfügung.

Bei Gehirnen, die deutliche Vorzugsrichtungen der Windungen besitzen oder die gar keine Windungen haben, kann bei der Oberflächenmessung nur dann ein gutes Ergebnis erzielt werden, wenn beide Hemisphären in Scheibenserien zerlegt werden, deren Schnittflächen jeweils senkrecht aufeinander stehen. Auf weitere Einzelheiten soll später in einer methodenkritischen Bemerkung eingegangen werden. Weitere Literatur zur Anwendung der Oberflächenmessung s. Hennig (1958), Elias (1966), Schlenska (1969) u. Elias, Haug, Lange, Schlenska und Schwartz (1969).

Messung der Volumenanteile

Die Volumenanteile wurden mit dem Punktzählverfahren ermittelt. Zur Auswertung dienten wiederum Plexiglasplatten, auf die rechtwinkelig, also quadratisch, angeordnete Liniennetze aufgekratzt waren. Jede Linienkreuzung stellt einen Auswertepunkt dar. Folgende Linienabstände wurden für die verschiedenen Platten gewählt: 1,0, 2,5 und 4,0 cm. Die Platte mit 1 cm Linienabstand hatte bei einer Kantenlänge von 19 cm 400 Meßpunkte, die mit 2,5 cm bei einer Kantenlänge von 22,5 cm 100 Meßpunkte und die mit 4 cm bei einer solchen von 24 cm 49 Meßpunkte. Die Größe der Meßplatten wurde durch die außergewöhnliche Größe der zu messenden Objekte bestimmt. Bei der Auswertung soll in Anlehnung an die Messung der Oberflächen folgendes beachtet werden: (Es wird ab Nr. 21 numeriert, damit man besser auf die Oberflächenmessung Bezug nehmen kann.)

21. Bei der Einzelmessung wurde wie bei 1. die Platte aufgeworfen.

22. Die Einzelmessungen wurden wie bei 2. zu Durchgängen zusammengefaßt. Auch hier muß in einem Durchgang immer die gleiche Seite (nur Vorder- oder nur Rückseite) wie bei 2. ausgewertet werden.

23. Ein Durchgang wurde wie bei 3. zu einem Meßwert zusammengefaßt.

24. Aus statistischen Gründen sind wie bei 4. weite Liniennetze den engen vorzuziehen.

25. Wie bei 5. dürfen die Linienabstände nicht zu weit gewählt werden. In den kleinen Scheiben sollen mindestens 8—10 Trefferpunkte liegen. Andererseits *müssen* die Netze auch beim größten Schnitt das ganze Objekt überragen.

26. Es gilt für Liniensprünge dasselbe wie bei 6.

27. Die Anzahl der Durchgänge muß, wenn wir die kleineren Strukturen — wie Ganglien des Großhirnes — mit erfassen, vermehrt werden. Bei den eigenen Untersuchungen kamen wir jeweils mit 25 Durchgängen aus.

Abkürzungen

a) Mensch und Tiere

Delph	= Delphinoideae = Sammelbegriff für alle untersuchten Wale
Ele	= Loxodonta africana = Elefant
Gg	= Grampus griseus = Rissos Delphin
Gm	= Globicephala macrorhyncha = Pilotwal
Ho	= Homo sapiens = Mensch
Pp	= Phocaena phocaena = Braunfisch
Tt	= Tursiops truncatus = Flaschennasendelphin

b) Gehirnstrukturen

Alb	= Album des TeCe
BuOl	= Bulbus olfactorius
CaIn	= Capsula interna
Ceb	= Kleinhirn = Cerebellum
CeCo	= Zentralkomplex gebildet aus CaIn + CoAm + CoSt + GlPa + Th
CoAm	= Corpus amygdaloideum
CoCa	= Corpus callosum
CoMa	= Corpus mammilare
Cor	= Cortex cerebri
CoSt	= Corpus striatum
CrCe	= Crus cerebri
DiCe	= Diencephalon
FiCi	= Fissura cinguli
FiLa	= Fissura lateralis
FiLi	= Fissura limbica
Fo	= Fornix
FoFi	= Fimbria fornicis
GlPa	= Globus pallidus
GyCi	= Gyrus cinguli
HiCa	= Hippocampus
HiSt	= kleiner Hirnstamm bestehend aus Mesencephalon und Rhombencephalon ohne Ceb
LoFr	= Lobus frontalis
LoLi	= Lobus limbicus
LoPa	= Lobus parietalis
LoOc	= Lobus occipitalis
LoOp	= Lobus opticus
LoTe	= Lobus temporalis
Ne II—XII	= Hirnnerven II—XII
NuCa	= Nucleus caudatus
NuLe	= Nucleus lentiformis bestehend aus Pu + GlPa
PrCe	= Prosencephalon = Großhirn
Pu	= Putamen
SePe	= Septum pellucidum
StGa	= Großhirnganglien bestehend aus CoAm + CoSt + GlPa
StHi	= Stammhirn = großer Hirnstamm = HiSt + Ceb = alle Teile außer Pr Ce
TeCe	= Telencephalon
Th	= Thalamus
Tr I und II	= Tractus olfactorius und opticus
TrOl	= Trigonum olfactorium
VeLa	= Ventriculus lateralis = Seitenventrikel
VeLaA	= Ventriculus lateralis, Pars anterior
VeLaC	= Ventriculus lateralis, Pars centralis
VeLaI	= Ventriculus lateralis, Pars inferior
VeLaP	= Ventriculus lateralis, Pars posterior

Die Treffermethode bzw. das Punktzählverfahren sind gegenüber orientierten Strukturen unempfindlich. Die unter 8. bis 14. ausgeführten Verfahrensweisen lassen sich daher auf einen einzelnen Punkt beschränken.

28. Die Orientierung der Basisseite des Objektes gegenüber dem Grundwinkel entfällt. Innerhalb eines Durchganges kann man die Platte mit jedem möglichen Winkel auf das Objekt fallen lassen.

Bei der Messung der Volumenanteile eines geschlossenen Körpers, wie es das Gehirn ist, muß folgendes zusätzlich beachtet werden:

29. Für die Berechnung der Ergebnisse sind nur solche Punkte heranzuziehen, die als Treffer innerhalb des Objektes liegen. Alle außerhalb liegenden Meßpunkte sind unbrauchbar und werden nicht registriert. Als Bezugsvolumen wird die Summe aller Trefferpunkte gewertet, die innerhalb des Objektes liegen. Die Punktanteile, die ein bestimmter Objektanteil einnimmt, stehen zur Gesamtpunktzahl im gleichen Verhältnis wie das Gesamtvolumen

zum Volumen des bestimmten Objektanteiles. Demzufolge ist die Gesamtpunktzahl ($P_{\text{ges.}}$) dem in Tabelle 2 aufgeführten Gesamtvolumen ($V_{\text{ges.}}$) gleichzusetzen. Die Formel dazu lautet:

$$P_{\text{ges.}} = P_i + P_k + P_l + \ldots = V_{\text{ges.}} = V_i + V_k + V_l + \ldots \tag{3}$$

Die in den Ergebnissen aufgeführten Strukturanteile wurden mit den geschilderten Methoden ausgewertet. Es sei darauf hingewiesen, daß die Zahlen bei den kleineren Kerngebieten (z. B. Nucleus amygdalae) nur den Charakter eines Schätzwertes haben können, da hier die Scheibendicke gegenüber den Kerngebieten zu groß ist. Weitere Einzelheiten zum Punktezählverfahren: Hennig (1958), Haug (1962) und Schlenska (1969).

Die beschriebenen Verfahren führten zu Meßwerten, die in jedem Fall eine Normalverteilung darstellten. Die Ergebnissicherung konnte daher mit üblichen Verfahren vorgenommen werden. Unsere Fehlerbreite entspricht der 3σ-Regel oder einem p von 0,27%.

Beschreibung der Gehirne

Die Beschreibung des äußeren und — soweit aus Serienschnitten zu entnehmen — des inneren Aufbaues beschränkt sich auf die makroskopisch gut ausgebildeten Strukturen des End- und Zwischenhirnes einschließlich der Seitenventrikel. Hirnstamm und Kleinhirn werden an anderer Stelle untersucht. Der unterschiedliche Aufbau der verschiedenen Anteile kann Hinweise auf spezifische Differenzierungen von funktionellen Systemen (z.B. das limbische) geben.

Die Beschreibung setzt voraus, daß das menschliche Gehirn in seinem Grundaufbau bekannt ist. Die Tiergehirne werden bevorzugt besprochen und die Unterschiede gegenüber dem Menschen dabei herausgearbeitet. Da die Gehirne der Delphinoideae (Delph) untereinander einen sehr ähnlichen Aufbau besitzen, beschränkt sich die Beschreibung meist auf einen Vertreter dieser Familie. Es ist natürlich, daß dazu das Gehirn ausgewählt wurde, welches das behandelte Strukturphänomen am deutlichsten bzw. typischsten zeigt. Auf Unterschiede zwischen den Delph wird nur dann hingewiesen, wenn das notwendig ist.

Auf folgende Literatur wurde bei der Bearbeitung zurückgegriffen. 1. Elefant: Mayer (1847), Krueg (1880), die umfassende Beschreibung von Dexler (1907), Anthony (1947), Janssen und Stephan (1956) und Lauer (1963). 2. Delphinoideae: Langworthy (1932), Filimonoff (1965), Jacobs und Jensen (1964), McFarland, Morgane und Jacobs (1969), Pilleri und Gihr (1969a und b) Vergleichende Literatur insbesondere anderer Walarten: Kükenthal und Ziehen (1889), Haller von Hallerstein (1934), Wilson (1933), Ries und Langworthy (1938), Breathnach (1955), Friant (1955), Pilleri (1966a—c), Gihr und Pilleri (1969b).

Äußere Ansicht

a) Lateralansicht

In der Lateralansicht (Abb. 2) wird die Grundform des Gehirnes deutlich. Beim Menschen liegt unter dem langgestreckten Großhirn caudodorsal das Kleinhirn. Beim Elefanten (Ele) finden wir ein langgestrecktes Gehirn, bei dem die dorsale Fläche am Großhirn beginnt und sich bis über das große Kleinhirn mäßig konkav gebogen ausdehnt. Das Gehirn der Delph sieht von lateral nahezu kugelförmig aus; das Kleinhirn ragt mäßig nach dorsal und caudal heraus. Diese Anordnung kann nur zum Teil durch die Richtung des Abganges des Rücken-

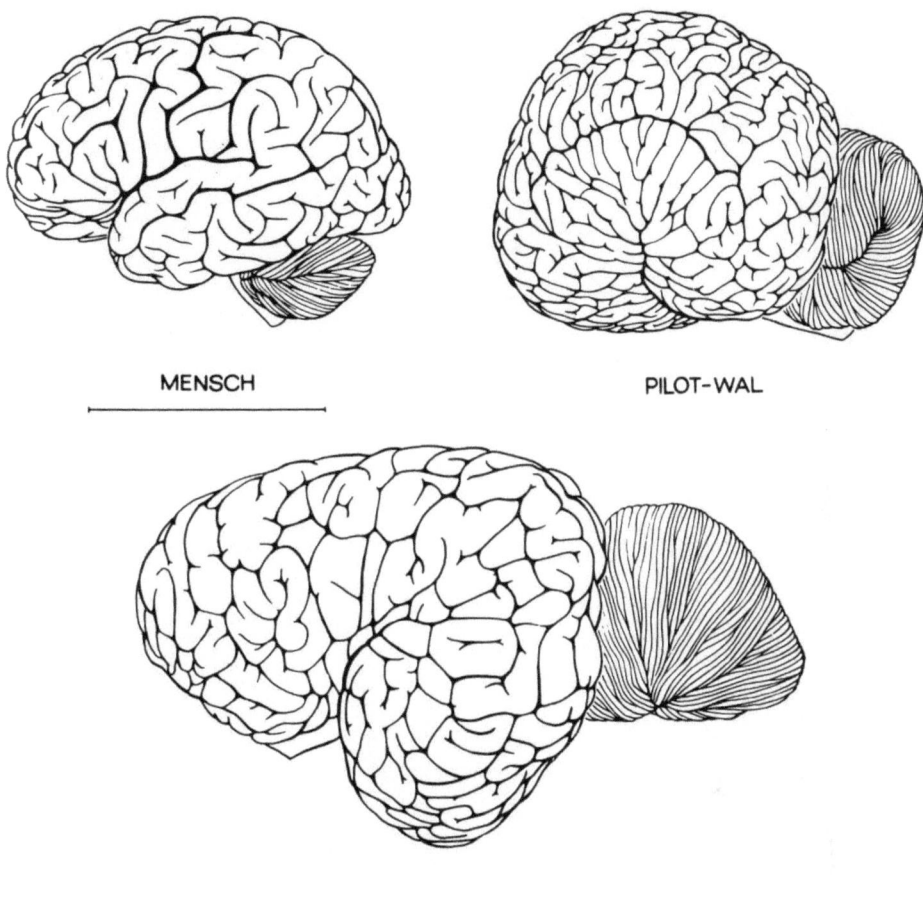

Abb. 2. Vergleich der lateralen Ansichten der Gehirne von Mensch, Globicephala macrorhyncha und Loxodonta africana. Näheres s. Text. Die Strichlänge entspricht 10 cm Originallänge

markes erklärt werden (s.u.). Die sehr unterschiedliche Bedeckung des Kleinhirnes durch das Großhirn läßt sich mindestens teilweise aus dem relativen Gewichtsanteil des Kleinhirnes erklären. Beim Menschen nimmt dieses nur etwa 11%, bei den Delph 14—16% und beim Ele nahezu 25% der gesamten Hirnmasse ein.

Das Großhirn ist bei allen drei Ordnungen gut gegliedert, und die Grundanordnung der Großhirnlappen ist bei allen drei Gehirnen ähnlich. Eine tief eingeschnittene Fissura lateralis (Fila) läßt unschwer oben und vorne den Frontallappen (LoFr) erkennen; der Parietallappen (LoPa) liegt am oberen Ende dieser Fissur und der Temporallappen (LoTe) hinter bzw. unter ihr. Alle Gehirne besitzen in der Tiefe der FiLa eine gut entwickelte Inselrinde (s.u. und Abb. 9).

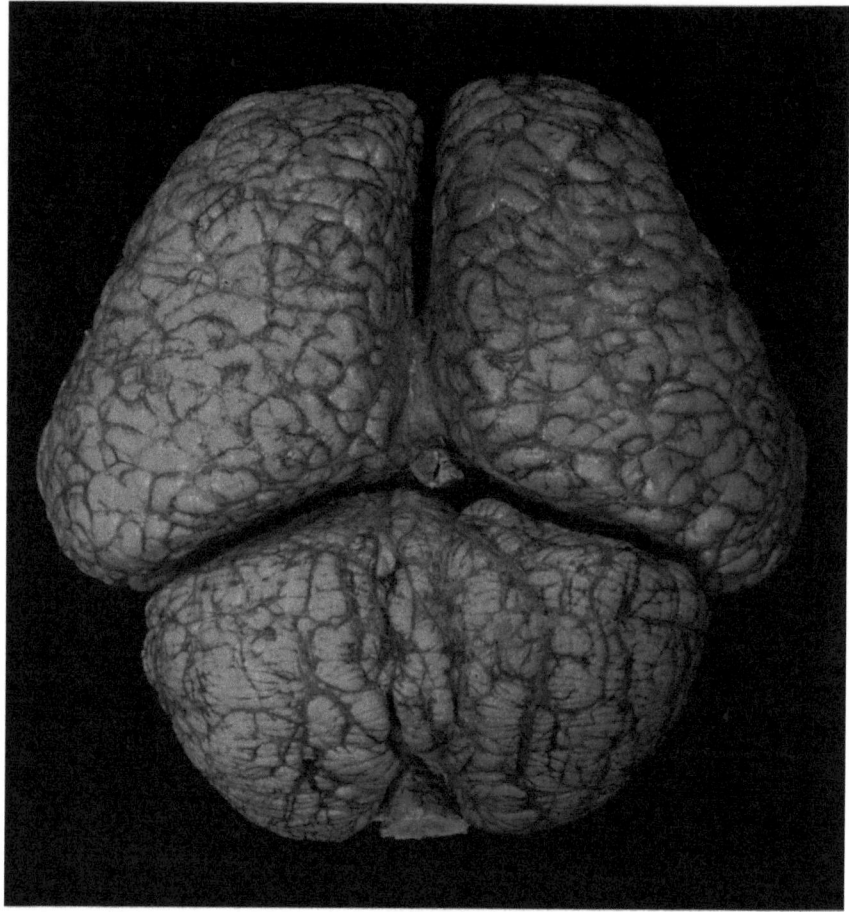

Abb. 3. Das Gehirn des Elefanten in der Ansicht von dorsal. In der Mitte zwischen Groß- und Kleinhirn befindet sich noch ein Rest der Dura, der mit der starken V. cerebri magna zusammenhängt. Maßstab 1:2,8

Bei genauer Analyse fallen folgende Unterschiede auf: Das menschliche Großhirn ist von oben nach unten abgeflacht und frontooccipital langgestreckt und besitzt einen deutlichen sowie markanten Occipitalpol. Der LoFr ist groß, an ihn ist der ebenfalls langgestreckte LoTe angepreßt. Die Achsen der beiden Lappen bilden miteinander einen sehr spitzen, bei 20° liegenden Winkel. Diese Anpressung ist durch den beschränkten Raum, der für ein großes Gehirn in einem kleinen Schädel zur Verfügung steht, leicht zu erklären.

Beim Ele bilden die Achsen von LoFr und LoTe etwa einen Winkel von 70—80°. Der LoTe ist nach unten und lateral abgespreizt, so daß von dorsal das Großhirn wie ein gleichseitiges Dreieck aussieht, dessen ungleicher Winkel abgerundet ist (Abb. 3). Einen Occipitalpol gibt es nicht, da das Gehirn eine breite Hinterfläche besitzt, und der am meisten caudalwärts gelegene Anteil weit lateral im Bereich des LoTe liegt. Aus dem gleichen Grund kann man einen besonderen Occipitallappen (LoOc) nur willkürlich festlegen. Man hat den Eindruck, daß sich das Gehirn im Elefantenschädel relativ ungehindert ausdehnen konnte. Tatsächlich ist es von einer sehr großen Anzahl lufterfüllter Knochenzellen umgeben, die sich sicherlich in der Phylogenese der Ausdehnungstendenz der sich besonders stark entwickelnden Teile des Gehirnes (z. B. LoTe) leichter anpassen konnten als ein kompakter Schädel. Das markante Bild des Elefantenschädels ist nicht von seinem großen Gehirn bestimmt, sondern von den lufterfüllten Knochenräumen und einigen am Schädel ansetzenden großen Muskelpaketen.

Bei den Delph ist die FiLa relativ kürzer als bei Mensch und Ele. Sie erstreckt sich nahezu senkrecht nach oben. Über ihrem oberen Ende wölbt sich ein mächtiger LoPa auf. Demgegenüber sind sowohl der LoFr als auch der LoTe weniger kräftig angelegt und haben eine kurze gedrungene Form. Die Bestimmung eines Winkels zwischen den Achsen des LoFr und LoTe ist schwierig und unterbleibt daher. Bei den Delph ist die Abgrenzung eines LoOc mit einem ausgeprägten Occipitalpol nicht möglich; auch frontal und temporal findet sich keine deutliche Polbildung. Von basal gesehen ist das Gehirn der Delph sehr breit; (s. u., Abb. 7). Der gedrungene Aufbau des Gehirnes der Delph kann ebenfalls durch die Form des knöchernen Schädels erklärt werden. Bei den Walen gibt es keine lufterfüllten Knochenzellen — für die aquatische Lebensweise würden sie ja durch ihren Auftrieb eine erhebliche Erschwerung bringen; der Schädel umhüllt das Gehirn sehr fest. Möglicherweise bestimmte das in der phylogenetischen Entwicklung den kompakten Aufbau, da ein leicht zugänglicher Ausdehnungsraum im Schädel fehlte.

Das Großhirn selbst zeigt bei allen Gehirnen eine reiche Gliederung in Furchen. Das gröbste Windungsmuster ist beim Menschen zu finden, ihm folgt in kurzem Abstand der Ele. Bei den Delph ist das Windungsrelief wesentlich feiner angelegt; besonders fein ist es bei Phocaena und Tursiops. Bei allen untersuchten Gehirnen finden wir im LoFr (besonders in der orbitobasalen und -polaren Region), im parieto-occipitalen Bereich und an den polaren Gebieten des LoTe eine feinere Windungsbildung als in den dazwischenliegenden Teilen des Großhirnes. Auch der vordere Teil des Gyrus cinguli zeigt ein gröberes Faltenrelief (Abb. 5 und 6). Für alle untersuchten Spezies gilt demnach, daß die phylogenetisch neueren Anteile der Großhirnrinde ein feineres Windungsmuster besitzen als die älteren Anteile.

Eine eingehende Beschreibung des feineren Windungsmusters unterbleibt. Dafür sind im wesentlichen zwei Gründe maßgebend: Erstens erscheint eine homologisierende Beschreibung von Windungen an Gehirnen von drei verschiedenen Ordnungen an sich zweifelhaft, da der hypothetische gemeinsame Vorahne dieser Ordnungen wahrscheinlich ein primitiver Ursäuger mit einem windungsarmen Großhirn war. Zweitens sind auch die Windungsreliefe innerhalb der Species derartig variabel, daß schon bei diesem Vergleich Benennungsschwierigkeiten auftauchen können. Es liegen einige Versuche der Benennung vor, aber die Nomenklatur ist nahezu bei jedem Autor verschieden, und es ist meiner Ansicht nach nicht nötig, eine neue dazu zu entwickeln. (Dexler, 1907; Wilson, 1933; Friant, 1951, 1952; Morgane, Jacobs, Yakovlev, McFarland und Piliero, im Druck). Soweit eine Benennung erfolgt, lehnt sie sich an die Nomenklatur der zuletzt zitierten

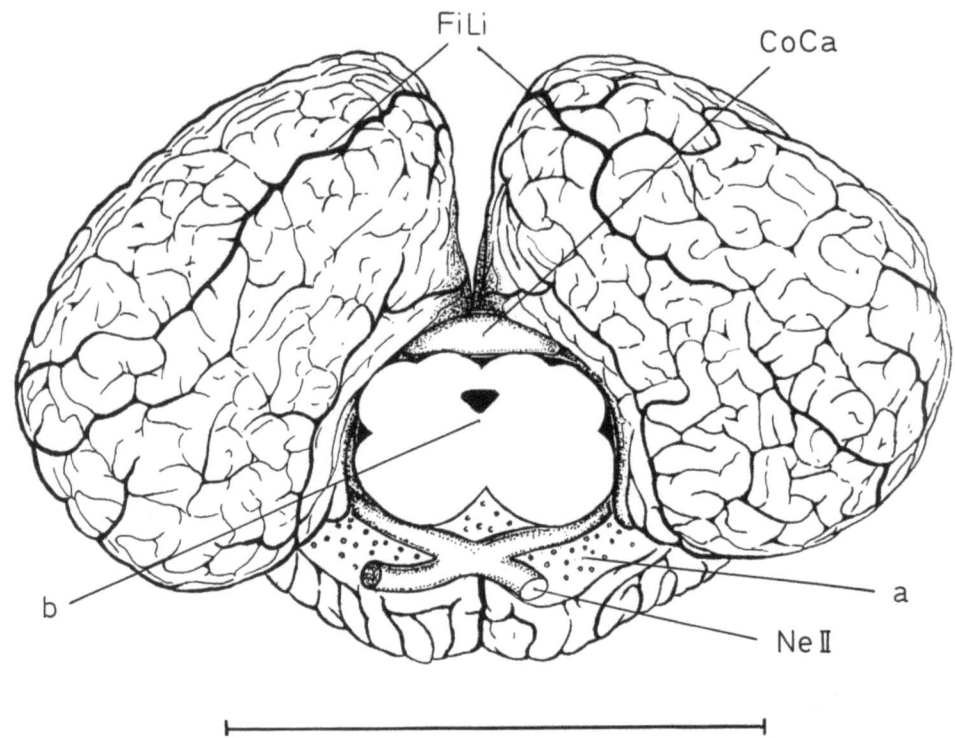

Abb. 4. Ansicht des Gehirnes von Tursiops truncatus von caudal. Abkürzungen s. S. 17, *a* Lobule désert du Broca, *b* Mesencephalon mit Aquaeductus cerebri. Näheres s. Text. Die Strichlänge entspricht 10 cm Originallänge

Arbeit an. Konstant findet sich nur die Fissura cinguli (FiCi), auf die weiter unten näher eingegangen wird.

Über die Tiefe der Windungen kann aus dem äußeren Aspekt nichts ausgesagt werden; wir verweisen hier auf die quantitativen Ergebnisse. Beim Pilotwal findet sich über der Fissura lateralis eine weitere deutliche Fissur, die bogenförmig um die FiLa herumführt. Es ist dies die Fissura ectosylvia; sie ist bei vielen gyrencephalen Säugern zu finden.

Die Delph besitzen auf der Medianseite der Hemisphären eine tiefe Fissur. Es ist die Fissura limbica (FiLi), die aus der Fissura interhemisphaerica heraus nach dorsal und lateral zieht (Abb. 4). Medial davon liegt ein Cortexanteil, der als Lappen abgetrennt werden kann. Nach McFarland, Morgane und Jacobs (1969) wird er Lobus opticus (LoOp) genannt und vom LoPa abgetrennt. Im LoOp befindet sich das corticale Sehzentrum der Delph. Beim Ele gibt es diese Furchenbildung nicht; und damit läßt sich auch kein besonderer Lappen abgliedern. Über den Ort der Sehrinde weiß man nichts.

b) Mediananansicht

Die Medialsagittalschnitte aller untersuchten Gehirne wurden in den Vergleich einbezogen (Abb. 5a und b). Die frontalen Anteile der beiden Hemisphären sind bei den Delph nicht durch eine Dura getrennt; dort liegen beide so zusammengedrängt, daß wechselweise die Gyri der einen Hemisphäre in die Sulci der anderen Hemisphäre hineinragen. Die Pia zwischen beiden verhält sich wie zwischen den kleineren Furchen einer Hemisphäre. Vor einem Mediansagittalschnitt müssen die beiden Hemisphären mit dem Messer vorsichtig auseinander gelöst werden. Die hinteren Teile der beiden Hemisphären klaffen dagegen deutlich auseinander, da sich zwischen ihnen eine kräftig ausgebildete Falx cerebri befindet. Die Falx endet vorn etwa über der Stelle, an der sich der Fornix (Fo) an den Balken (CoCa) anlegt. Das Vorderende zieht von dort bogenförmig über die FiCi nach vorn, so daß praktisch nur im Bereich des LoFr die Falx fehlt und sich beide Hemisphären unmittelbar berühren. Die Falx der Delph ist in der Nähe des Schädeldaches ebenso wie das Tentorium cerebelli teilweise verknöchert. Bei Mensch und Ele fehlt zwar auch die Falx im vorderen Bereich, doch klafft zwischen den Hemisphären ein Spalt. Bei beiden sind Falx und Tentorium nicht verknöchert.

Mensch und Elefant zeigen auch im Mediansagittalschnitt ein deutlich gröberes Faltenmuster als die Delph. Besonders auffallend ist das im Bereich des Gyrus cinguli (GyCi); bei Mensch und Ele ist dieser relativ schmal und kaum untergliedert. Bei den Delph liegt die tiefe FiCi relativ weit vom Balken entfernt, und der breite GyCi ist durch parallele und quere Furchen zusätzlich untergliedert. Dieser Aufbau rechtfertigt bei den Delph die Abgrenzung eines Lobus limbicus (LoLi). Bei allen Gehirnen ist der frontale Teil des LoLi weniger fein gefaltet als der parietale Teil.

Die mächtige Ausbildung des LoPa der Delph wird auch im Mediansagittalschnitt deutlich; dagegen wirken der LoFr und LoTe eher klein. Die oben beschriebene FiLi ist am hinteren Bildrand aller Delphingehirne auch im Medianschnitt gut erkennbar.

Auffällige Unterschiede findet man in den zentral gelegenen Anteilen des Mediansagittalschnittes durch die Commissurensysteme und durch das Zwischen- und Mittelhirn. Das CoCa ist bei Mensch und Ele recht ähnlich — kurz und gedrungen — geformt. Bei den Delph ist es langgestreckt und schmal; es überdeckt nach caudal teilweise das Mittelhirn. Bei einer Testausmessung des Flächenareals des CoCa haben alle ausgemessenen Gehirne etwa den gleichen Querschnittsanteil; damit ist wahrscheinlich, daß die Anzahl der Commissurenfasern bei allen untersuchten Gehirnen nur von der Gehirngröße abhängig ist. Histologische Faserzählungen im CoCa bei Ele und Delph, die das beweisen könnten, sind bislang nicht bekannt.

Beim Fo findet man erhebliche Unterschiede. Beim Ele ist er sehr breit und massiv angelegt und läßt sich bis ans Ende des Spleniums CoCa verfolgen. Bei den Delph ist er sehr zart und schlank; er ist relativ und absolut viel kleiner als bei Mensch und Ele. Der Mensch selbst nimmt in der Ausbildung des Fo eine Zwischenstellung zwischen Ele und Delph ein. Weitere Einzelheiten zum Fo werden unten bei Abb. 9 besprochen.

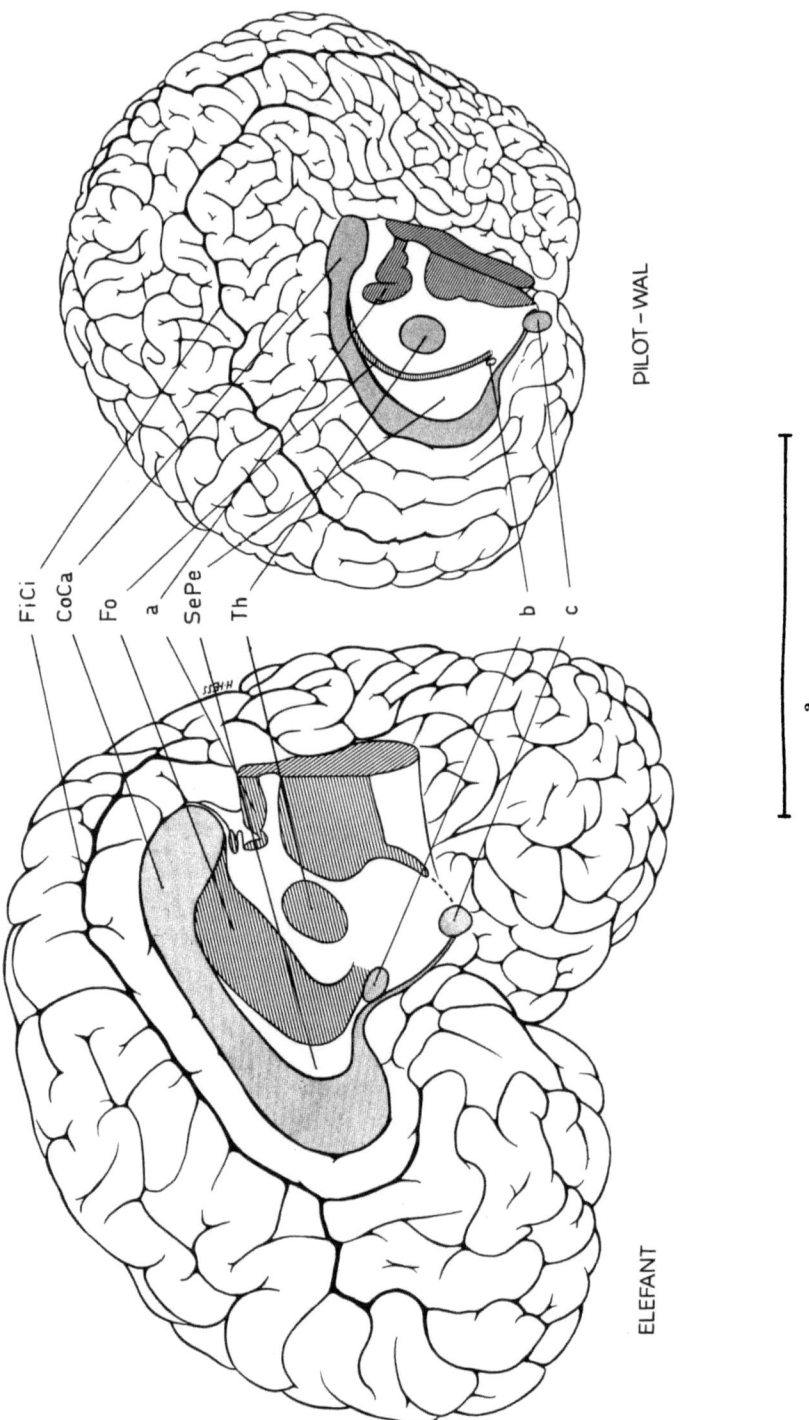

Der makroskopische Aufbau des Großhirns

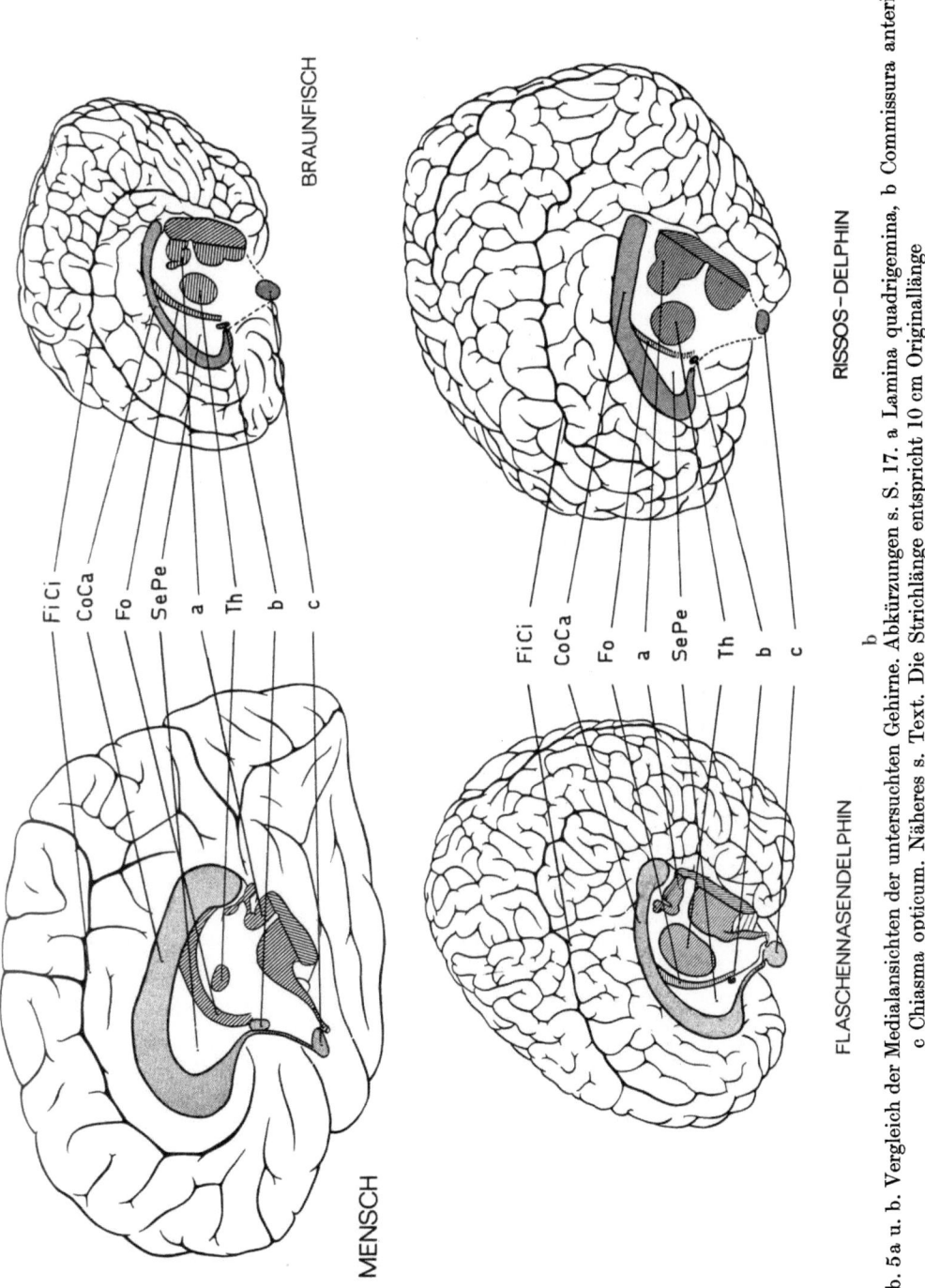

Abb. 5a u. b. Vergleich der Medialansichten der untersuchten Gehirne. Abkürzungen s. S. 17. a Lamina quadrigemina, b Commissura anterior, c Chiasma opticum. Näheres s. Text. Die Strichlänge entspricht 10 cm Originallänge

Ähnlich wie beim Fo sind die Unterschiede bei der Commissura anterior. Sie liegt bei allen untersuchten Gehirnen vor dem Fo. Der Querschnitt ist beim Ele und Menschen groß. Beide besitzen neben dem Corpus amygdaloideum (CoAm) einen großen LoTe mit einem großen Hippocampus (HiCa) (s. u.). Alle Delph haben nur eine sehr kleine Commissura anterior; wir finden bei ihnen (s. u.) neben dem CoAm einen relativ kleinen LoTe mit einem kleinen bis sehr kleinen HiCa.

Zwischen CoCa und Fo befindet sich ein unterschiedlich großes Septum pellucidum (SePe). Die Septumlamelle ist beim Ele am dicksten (Abb. 9), während die Fläche selbst relativ klein ist. Beim Menschen und den Delph nimmt das SePe absolut und relativ eine größere Fläche als beim Ele ein, andererseits ist die Lamelle wesentlich dünner als beim letzteren. Wegen der Kleinheit konnte eine vergleichende Bestimmung des Volumenanteils nicht vorgenommen werden. Die Vermutung, daß das SePe bei allen untersuchten Gehirnen ähnliche Volumenanteile einnimmt, kann daher vorerst nicht bestätigt werden. Auffällig ist, daß sich Fo und Commissura anterior einerseits und SePe andererseits beim Vergleich zwischen Mensch, Ele und Delph sehr verschieden verhalten.

Im Bereich des III. Ventrikels sind weder bei der Ausformung des Hypothalamus, noch bei den Massae intermediae thalami (Th) erwähnenswerte Unterschiede festzustellen. Dagegen finden wir im Mittelhirn beim Tectum wieder auffallende Differenzen. Wiederum ist die Vierhügelregion bei Mensch und Ele sehr ähnlich aufgebaut. Bei den Delph ist sie erheblich größer angelegt; sie ist so groß, daß es zwischen den kleineren oberen und den großen unteren Vierhügeln zu einer echten Faltenbildung kommt, die nur bei Rissos Delphin fehlt. Bei letzterem ist dafür die Vierhügelplatte außergewöhnlich dick ausgebildet. Bei allen Delph wird die Vierhügelplatte von dem langgestreckten CoCa ganz oder weitgehend bedeckt (Abb. 5 und 6).

Zwischen CoCa und Mittelhirn liegt beim Ele eine makroskopisch erkennbare Epiphysenregion, die durch zwei Ausstülpungen des dritten Ventrikels nach rückwärts gekennzeichnet ist. In der Wand zwischen diesen beiden Ausstülpungen befindet sich eine flache breite Epiphyse, deren Existenz in Form eines Epiphysenschlauches bereits von Dexler (1907) beschrieben und von Creutzfeld (1912) als Epiphyse gedeutet wurde. Eine genauere mikroskopische Analyse ist vorgesehen. Bei den Delph konnte makroskopisch keine Epiphyse nachgewiesen werden. Falls eine Epiphyse vorhanden wäre, müßte diese mikroskopisch klein sein. In der Literatur wurden nur makroskopische Hinweise auf eine sehr kleine Epiphyse gefunden (Langworthy, 1932; Ries und Langworthy, 1938).

Der Verlauf der Achse des Hirnstammes kann aus der Ebene, in der dieser vom Großhirn am hinteren Ende des CoCa abgetrennt wurde, nicht abgeleitet werden. Beim Menschen verläuft diese Achse zuerst dorsocaudal und schwenkt dann in einer sanften Biegung nach caudal ab; sie liegt im Rückenmark in etwa senkrecht zur Verbindungslinie zwischen Frontal- und Occipitalpol. Beim Ele haben die Achsen des Gehirnes, des Hirnstammes und des Rückenmarkes nahezu dieselbe nach caudal ziehende Verlaufsrichtung (in Abb. 5 nach rechts). Bei den Delph hat diese Achse einen auffallenden S-förmigen Verlauf; Tursiops truncatus zeigt dies repräsentativ für alle anderen (Abb. 6). Vom Mittelhirn bis zur Pons zieht die Achse ventro-caudal (in Abb. 6 nach rechts unten), und von der Medulla

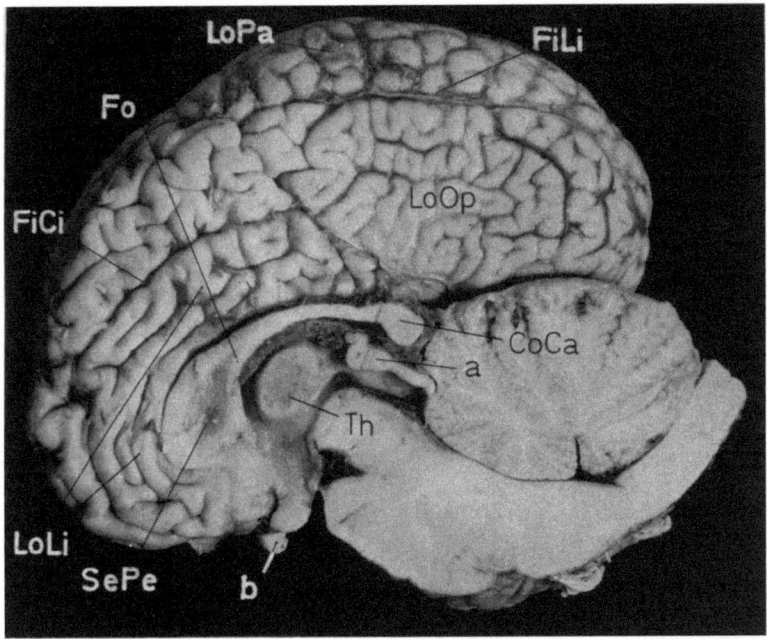

Abb. 6. Mediansagittalschnitt durch das Gehirn von Tursiops truncatus. Abkürzungen s. S. 17. a Lamina quadrigemina, b Chiasma opticum. Näheres s. Text. Die Strichlänge entspricht 10 cm Originallänge

oblongata bis zu den obersten Halssegmenten der Medulla spinalis dorsocaudal (in Abb. 6 nach rechts oben). Im weiteren Verlauf ist das Rückenmark selbst gestreckt und seine Achse nach caudal gerichtet. Wir können also zwei Flexuren, die Flexura pontis und cervicalis unterscheiden, wobei die letztere in Abb. 5 nicht mehr zu sehen ist. Auf eine dritte Flexur, die Flexura mesencephalica zwischen Capsula interna (CaIn) und Crura cerebri gehe ich weiter unten noch ein. Der geschilderte Achsenverlauf ist bei allen Delph zu finden; mehr oder weniger deutlich ist er bei allen Walen (auch den Mysticeti) vorhanden (Pilleri, 1966b und c; McFarland, Morgane und Jacobs, 1969, u.a.). Der Verlauf der Achsen von Großhirn bis Medulla spinalis bei Mensch und Ele ist einfach; die Delph besitzen dagegen eine mehrfache S-förmige Achsenbiegung.

c) Basalansicht

Die makroskopische Beschreibung des äußeren Aspektes wird mit der basalen Ansicht abgeschlossen (Abb. 7). In diesen Vergleich habe ich noch die Gehirne eines Mysticeten — Megaptera novaeangliae (Bartenwal-Humpbackwal) mit 6 bis 7 kg Gehirngewicht und des größten Odontoceten-Physeter catodon (Zahnwal-Pottwal) mit bis zu 9,5 kg Gehirngewicht einbezogen. Die Delph werden durch den Pilotwal repräsentiert. Die schematischen Darstellungen des Humback- und Pottwales wurden nach Photographien und Zeichnungen der Literatur zusammen-

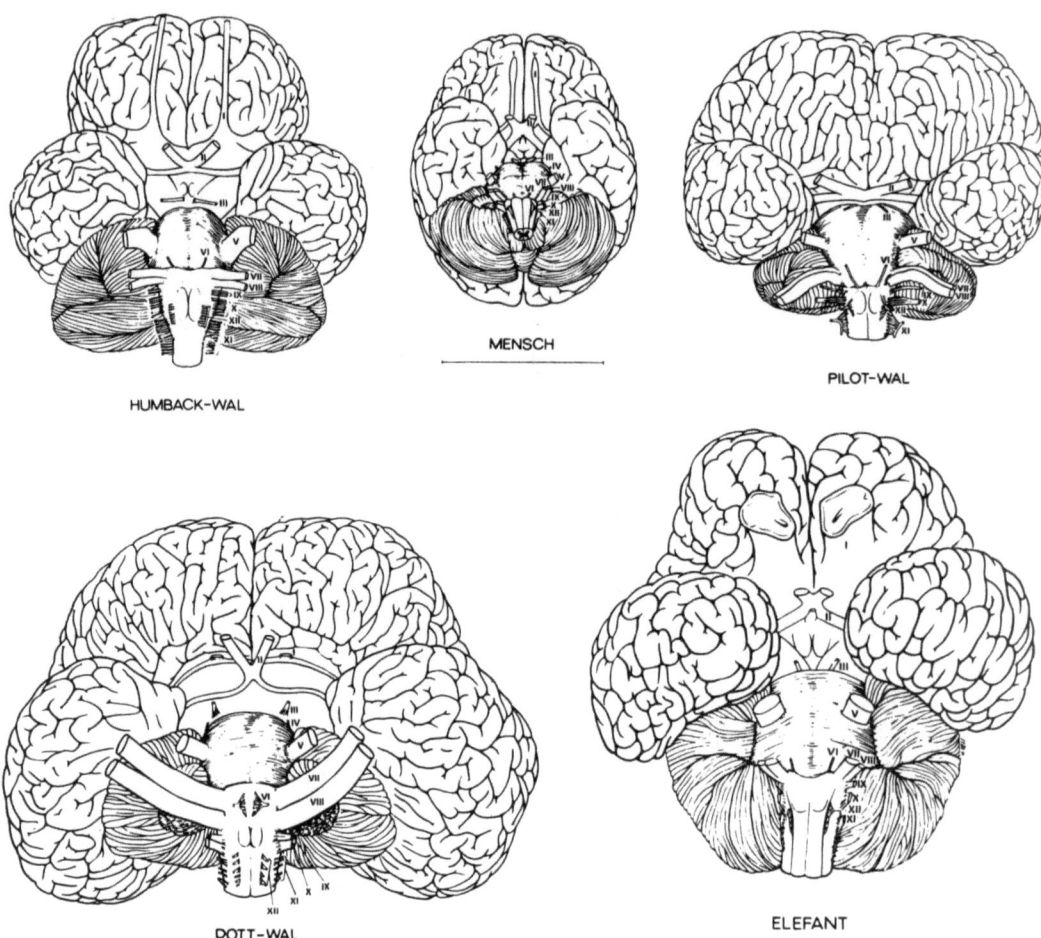

Abb. 7. Basalansicht der Gehirne verschiedener Wale, des Menschen und des Elefanten. Die römischen Zahlen entsprechen den Nummern der Hirnnerven. Näheres s. Text. Die Strichlänge entspricht 10 cm Originallänge

gestellt (Ries und Langworthy, 1938; Kojima, 1951; Breathnach, 1955; Jacobs und Jensen, 1964). Die Abb. 7 zeigt, daß der Mensch ein längsgestrecktes Gehirn hat. Beim Ele sind die Längs- und Querausdehnung etwa gleichgroß. Die Walgehirne sind alle breiter als lang. In Tabelle 4 (s. u.) sind dazu einige Maße mitgeteilt. Beschränkt man die Betrachtung auf das Großhirn, so hat nur der Mensch ein langgestrecktes Gehirn. Die Kleinhirne (Ceb) sind unterschiedlich groß. Der Ceb-Anteil am Gehirn beträgt beim Menschen 11%, bei Ele 25%, bei den Delph 14—16%, bei Humbackwal 18% und beim Pottwal zwischen 5 und 6,5%. Die Werte der letzten beiden wurden aus Angaben von Breathnach (1955) und Ries und Langworthy (1938) errechnet. Auffallend ist das kleine Ceb des Pottwales. Zwischen Abb. 7 und den Prozentanteilen besteht eine gute Übereinstimmung.

Der LoFr ist bei den verschiedenen Ordnungen sehr unterschiedlich geformt. Der des Menschen ist langgestreckt, schmal und schwach konisch. Der LoTe bedeckt von basal etwas über ein Drittel des LoFr. Die breiteste Stelle des LoFr ist etwa so breit wie die des ganzen Gehirnes. Der Ele hat ebenfalls einen langgestreckten, schmalen aber stärker konischen LoFr. Dieser wird kaum vom LoTe basal bedeckt. Die breiteste Stelle des Gehirnes ist wesentlich breiter als die breiteste Ausdehnung des LoFr. Der Humbackwal hat einen LoFr, der ähnlich wie der des Ele angelegt ist, lediglich seine Form nach vorn ist weniger konisch und mehr oval. Die beiden Odontoceti haben einen sehr breiten nach vorn oval endenden LoFr, der wenig vom LoTe bedeckt ist. Die größte Breite des LoFr ist kaum geringer als die des gesamten Gehirnes. Der Vergleich mit Abb. 2 zeigt, daß beim Pilotwal und allen Delph über dieser breiten Fläche nur ein relativ kurzer LoFr folgt. Bei allen Walen kann der Ort des Frontalpoles nicht sicher festgelegt werden. Die Basalansicht macht klar, daß der LoFr der Wale durch seine große Breite doch einen relativ hohen Anteil am Großhirn hat, obwohl er in der Lateralansicht sehr kurz erscheint.

Der LoTe der Delph ist auch in der Basalansicht klein und damit eindeutig kleiner als der LoFr. Weiteres zum LoTe wird bei der Besprechung des HiCa mitgeteilt. Beim Humpback- und beim Pottwal ist der LoTe relativ größer als bei den Delph. Der LoTe des Ele ist auch von basal gesehen außergewöhnlich groß: er besitzt damit sowohl relativ als auch absolut innerhalb der Säuger eine außergewöhnliche Stellung. Nur der Mensch hat wahrscheinlich einen relativ ebenso großen LoTe.

Die auffälligsten Unterschiede bei den *Hirnnerven* finden sich im Bereich des Olfactorius. Der Ele hat einen großen und massiven Bulbus olfactorius (BuOl) mit einem deutlichen Ventrikel. Der Ele hat den absolut größten BuOl im gesamten Tierreich. Bei ihm zieht vom BuOl ein Tractus olfactorius (TrI), der breitflächig mit der Basis der LoFr verwachsen ist, und in einem ebenso breiten Trigonum olfactorium (TrOl) endet. Von dort aus läßt sich der laterale Teil des Tr I in Form eines weißen oberflächlich liegenden Streifens bis ins CoAm verfolgen. Der BuOl des Ele wurde von Lauer (1963) und Marschner (1970) näher untersucht.

Beim Menschen und Humbackwal findet man einen relativ kleinen längsgestreckten BuOl und einen entsprechenden schmalen und langen Tr I, der in einem deutlichen aber kleinen TrOl endet. Beim Pottwal findet sich in allen zugänglichen Bildern nur ein sehr dünner Tr I. Es fehlt durch Abriß der größte Teil des Tr I und der ganze BuOl, wahrscheinlich ist letzterer sehr klein. Bei allen Delph fehlen BuOl, Tr I und TrOl vollständig. Sie werden zwar frühembryonal angelegt, degenerieren z.B. bei Stenella caeruleoalbus aber bereits im 55 mm Stadium und sind bei der Geburt nicht mehr erkennbar (Sinclair, 1966).

Bei allen Walen ist der Tr II hinter dem Chiasma dünner als der Ne II. Besonders stark ist diese Differenz beim Pottwal. Aus dem Chiasma ziehen bei den Walen eine unterschiedliche Anzahl von Fasern des Ne II direkt in den Hypothalamus hinein. Jacobs und Morgane (1964) haben das bei Tursiops truncatus untersucht und festgestellt, daß im Ne II 158 000 und im Tr II 133 000 Nervenfasern enthalten sind. Die Differenz von knapp 20% zieht demnach aus dem Chiasma in den Hypothalamus. Auch beim Menschen (Knoche, 1960) und der Katze (Blümcke, 1961) sind solche Fasern beschrieben worden. Ihr absoluter Anteil ist jedoch wesentlich geringer. Makroskopisch können beim Ele und Menschen keine Kaliberunterschiede zwischen Tr II und Ne II festgestellt werden.

Untersuchungen über die Faserzahlen in den Hirnnerven II bis VIII bei Walen (Mysticeti und Physeter catodon) wurden von Jacobs und Jensen (1964) ausgeführt, die Dicke der Nerven entspricht etwa der Faserzahl. Im folgenden werden nur die Ne V, VII und VIII vergleichend untersucht; die übrigen Hirnnerven weisen keine bemerkenswerten Unterschiede auf. Der Ne V ist bei allen Gehirnen kräftig ausgebildet. Beim Ele hängt diese Größe mit der sensiblen Versorgung des Greiforganes Rüssel zusammen. Eine solche Funktion fehlt bei den Walen, dafür muß man an einen hochdifferenzierten Strömungssinn denken. Der Ne VII ist bei allen Gehirnen kräftig, wenn auch kleiner als Ne V ausgebildet. Beim Ele ist die Größe verständlich, da das Greiforgan Rüssel eine differenzierte Nervenversorgung benötigt. Bei den Walen ist die Größe schwerer zu verstehen, da keine wesentliche Facialismuskulatur bekannt ist; lediglich die dorsal gelegene Nasenöffnung benötigt einen gut funktionierenden Schließmuskel. Im augenblicklichen Zeitpunkt sind nur Spekulationen möglich, wobei auch an eine gute Ausbildung des Geschmackssinnes gedacht werden sollte, da bei den Delph der Geruchssinn ganz und bei den Mysticeti teilweise fehlt.

Der Ne VIII ist beim Ele groß und bei den Walen sehr groß. Bei den Walen steht der Durchmesser des Ne VIII zur Gehirngröße in Beziehung, so daß beim Pottwal der absolut dickste zu finden ist. Nach Jacobs und Jensen (1964) enthält der Ne VIII der Mysticeti etwa 3mal und der des Pottwales etwa 4mal mehr und zugleich dickere Nervenfasern als der Mensch, der seinerseits etwa 50 000 Fasern im Ne VIII besitzt. Die außergewöhnliche Dicke des Ne VIII bei den Walen ist durch die akustische Echolotung und die vestibuläre Raumorientierung gut erklärbar.

An der äußeren Form der Oberfläche von DiCe und StHi kann folgendes gesehen werden: Die Fossa interpeduncularis ist bei Mensch, Ele und Humbackwal tief; die Hirnschenkel (CrCe) sind daher gut erkennbar. Die CrCe der Odontoceti sind weniger auffällig geformt, da die Fossa interpeduncularis klein ist oder wie beim Pottwal ganz fehlt. Alle Gehirne besitzen eine große, vorgewölbte untere Olive. Bei den Delph fehlt die Vorwölbung der Mammilarkörperchen (CoMa), die wahrscheinlich auch bei Humback- und Pottwal nicht sichtbar sind. Beim Ele findet man sehr breite, aber relativ flache CoMa. Nur der Mensch besitzt die typisch konfigurierten CoMa. Die Größe der CoMa entspricht damit in etwa der Ausbildung des Fo.

Innerer Aufbau

Ein Vergleich der Gehirne ist nur dann sinnvoll, wenn man die Verteilung und Lage der zentralen grauen Kerne und weißen Bahnen kennt. Die Schnittserien für die quantitative Auswertung ermöglichen eine gute Einsicht in den inneren Aufbau. Beim Ele wurde mit Hilfe dieser Scheiben ein Modell der großen Ganglien hergestellt. Die Erfahrung der Modellherstellung erlaubt auch Aussagen über den Aufbau der Ganglien bei den Walen zu machen; bei letzeren unterblieb wegen der Langwierigkeit eine Rekonstruktion. Da sie häufiger untersucht wurden, können die eigenen Befunde durch die der Literatur ergänzt werden.

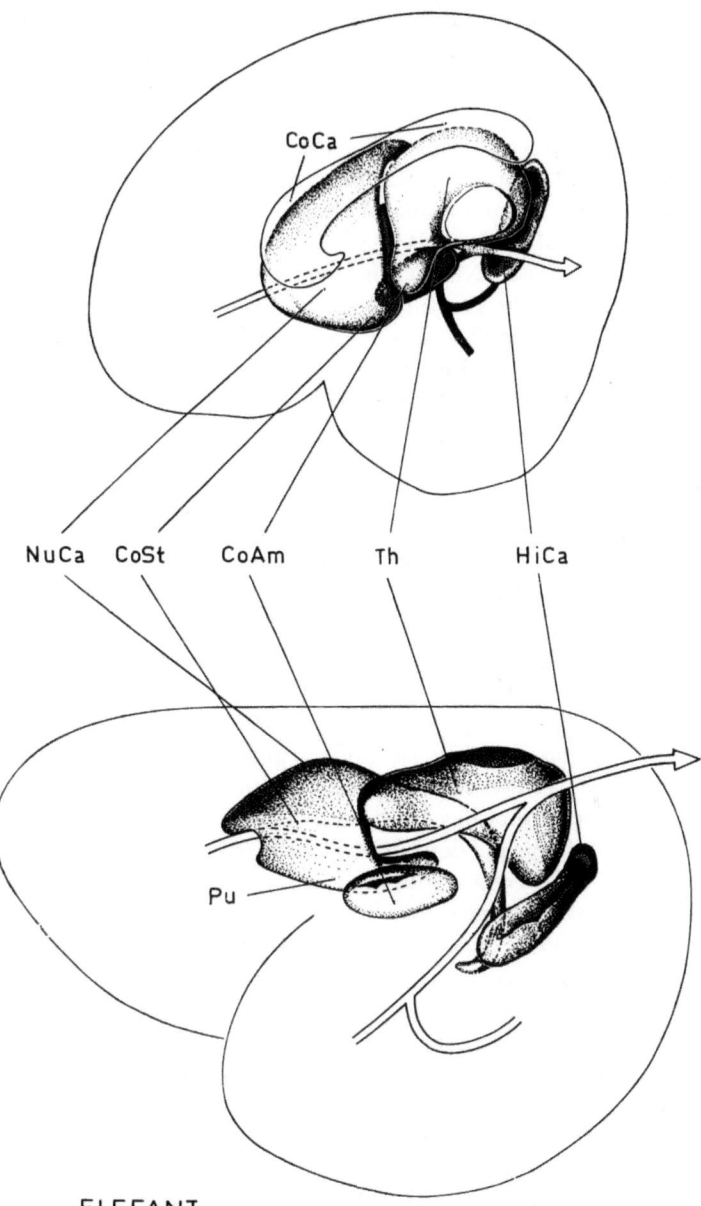

ELEFANT

Abb. 8. Plastisches Bild der Rekonstruktion der zentralen Strukturen des Großhirnes beim Elefanten. Obere Ansicht von lateral — untere von basal. Abkürzungen s. S. 17. Die gepfeilten Linien geben den Verlauf der Fasern in der Capsula interna an

Elefant

Die Abb. 8 zeigt den Aufbau der großen Ganglien des Ele nach der Rekonstruktion. Der Kopf des *Corpus striatums* (CoSt) ist massiv und verbindet basal breitflächig den Nucleus caudatus (NuCa) mit dem Putamen (Pu). Oberhalb dieser Verbindung liegt zwischen NuCa und Pu eine tiefe Rinne, in der der vordere Teil des CaIn verläuft. Der Kopf des NuCa geht am Vorderende des Th in das breite Corpus über, das sich nach lateral und rückwärts erstreckt, sowie in die Pars centralis des Seitenventrikels (VeLaC) vorwölbt. Am Übergang der Pars centralis in die Pars inferior des VeLa biegt der NuCa scharf nach unten ab und verjüngt sich gleichzeitig zur Cauda. Wahrscheinlich endet er etwa in der Mitte des Pars inferior des VeLa (VeLa I).

Der Nucleus lentiformis (NuLe) wird von einem großen — ähnlich wie beim Menschen geformten — Pu und einem eher kleinen Globus pallidus (GlPa) gebildet. Die Abb. 9 zeigt das in einem Horizontalschnitt. Der mediale Teil des GlPa wird von Faserzügen der CaIn in Streifen geteilt und ragt seinerseits in den vorderen Schenkel der CaIn hinein.

Der *Thalamus* (Th) bildet keinen kompakten Körper, er hat wegen des Verlaufes der CaIn eher die Gestalt einer nach unten offenen schalenförmigen Rinne. Der rostral-medial gelegene basalste Anteil bildet zugleich eine Art von Caput; der latero-caudale basalste Teil gehört wahrscheinlich zum Pulvinar und den Corpora geniculata und erreicht die VeLaI. Dazwischen wölbt sich eine etwa 1—2 cm dicke Platte des Th in die Pars centralis des VeLa nach oben vor. Eine makroskopische Untergliederung des Th ist auf Grund dieser Form nicht möglich. Abe (1952) hat die Cytoarchitektonik des Th des Ele genauer untersucht und diesen in 6 Kerngruppen eingeteilt. Die relativen Größen und die Untergliederungen dieser Kerngruppen weisen gewisse Unterschiede gegenüber den Primaten auf.

Die *Capsula interna* des Ele ist anders geformt als beim Menschen. Die Bahnen aus dem LoFr ziehen ziemlich gestreckt in den Hirnstamm, zuerst durch die nach oben offene Rinne des CoSt und dann durch die nach unten offene Rinne des Th. Die Bahnen aus dem LoPa, und LoTe ziehen von lateral kommend bogenförmig unter Anlagerung an die des LoFr in den Hirnstamm ein und bleiben dabei unterhalb des Hauptteiles des Th und nicht vor dem Th wie beim Menschen. Aus diesem Grund ist die CaIn beim Ele anders begrenzt als beim Menschen.

Am basalen und medialen Ende der FiLa liegt das mehrere cm lange mandelförmige große *Corpus amygdaloideum*. In der Tiefe der FiLa berührt das CoAm die Oberfläche des Gehirnes in typischer Weise. Lateral hinter dem Ende des Balkens (CoCa) beginnt ein breiter jedoch relativ kurzer *Hippocampus*; er wölbt sich von medial und caudal in die dorsale Hälfte des VeLaI vor. Die untere Hälfte der Pars inferior enthält keinen HiCa mehr. An der Vorderfläche des HiCa liegt eine auffällig große Fimbria fornicis (FiFo) und auf der medialen Seite ein breiter großer, kaum gezahnter Gyrus dendatus. Auch der Gyrus parahippocampalis ist groß, hat jedoch im Verhältnis zur gesamten Oberfläche des Cortex (Cor) eine wahrscheinlich relativ ähnliche Größe wie der des Menschen.

Die Form und der Aufbau der *Ventrikel* (Abb. 10) beim Ele wurden mit Hilfe von Röntgenaufnahmen und Kontrastfüllungen ermittelt[3]. Wertvolle Hilfe bei der Deutung leistet das Modell der Ganglien. Die Pars anterior des Seitenventrikels (VeLaA) erstreckt sich bauchig und sagittal gestellt nach rostral. Die basalste

---

[3] Für die Anfertigung der Röntgenbilder und die Mithilfe bei der Ausdeutung der Bilder danke ich Herrn Prof. Dr. P. Haug, Radiologische Universitätsklinik Hamburg.

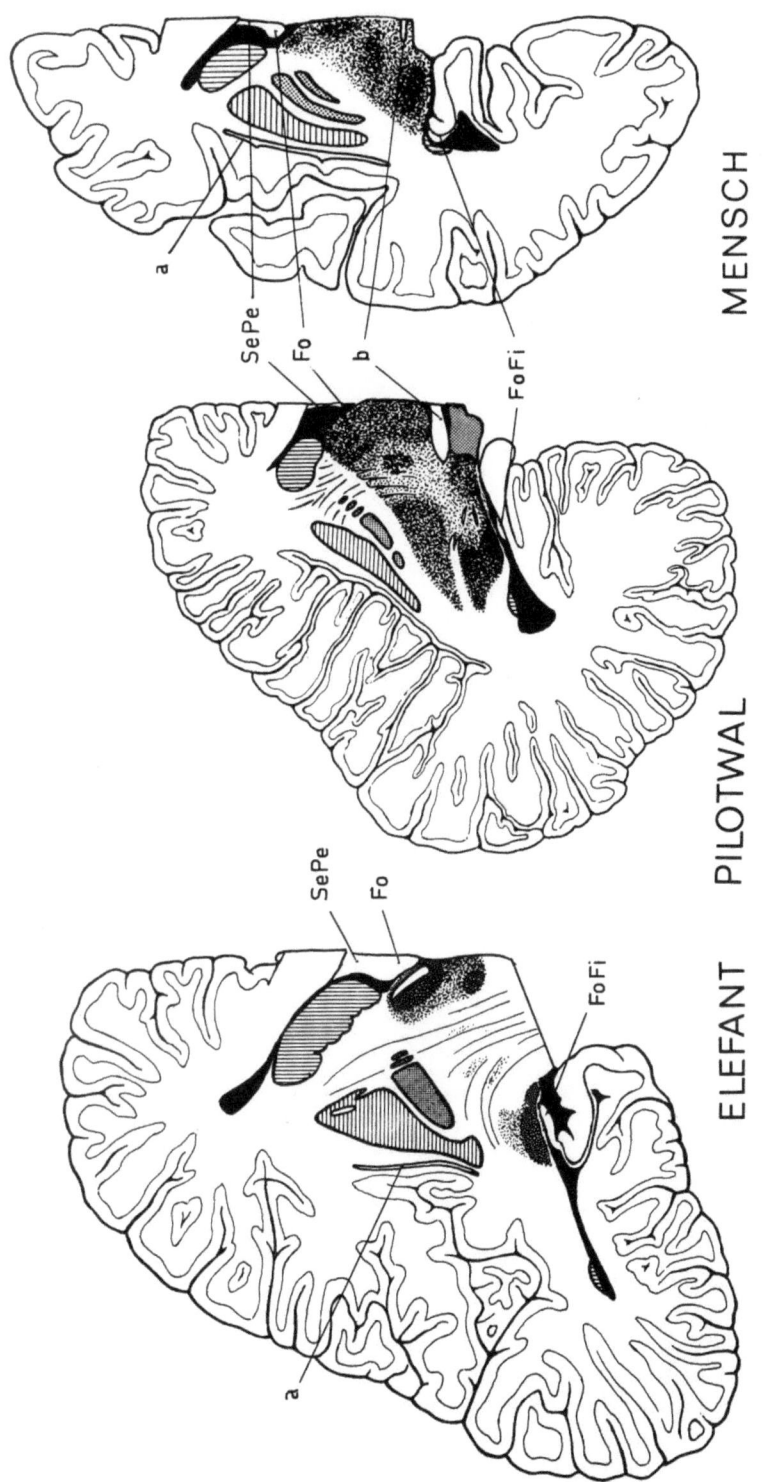

Abb. 9. Horizontalschnitte durch die Gehirne des Elefanten (7. Schnittebene von oben bei 17 gleichdicken Scheiben), Pilotwal (13. Ebene bei 20 Scheiben) und Mensch (8. Ebene bei 14 Scheiben). ▨ Thalamus, ▦ Nucleus caudatus, ▩ Putamen, ▨ Globus pallidus und Mesencephalon. a Claustrum, b Commissura posterior, weitere Abkürzungen s. S. 17. Näheres s. Text. Die Strichlänge entspricht 10 cm Originallänge

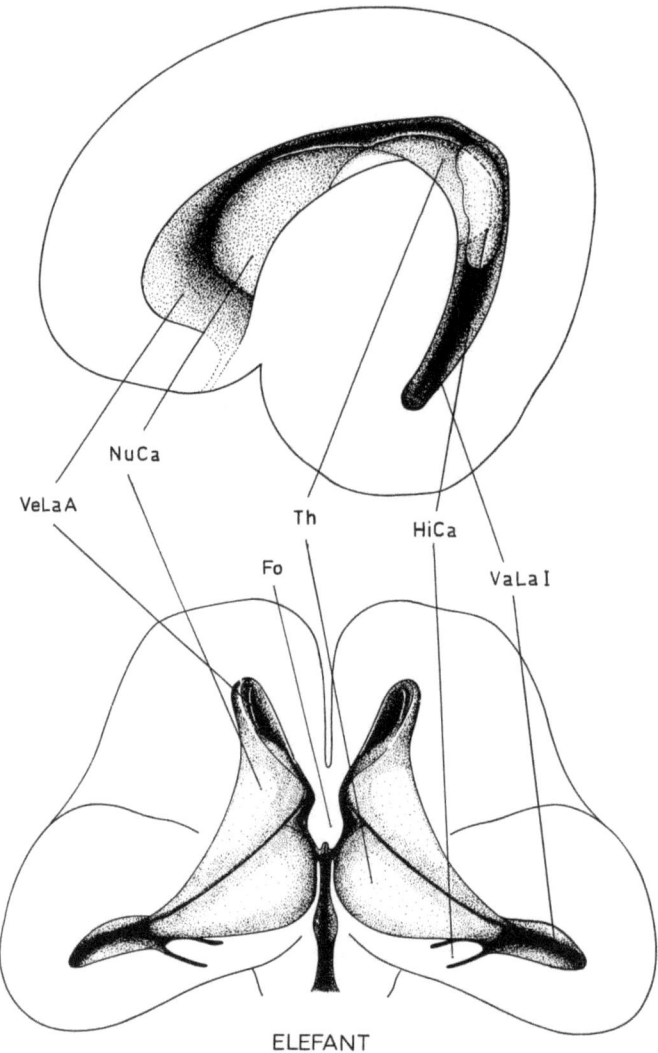

Abb. 10. Die Ventrikelräume des Elefanten umgezeichnet nach Röntgenkontrastaufnahme oben von lateral, unten von dorsal. Dunkle Töne gleich große Spalttiefe. Abkürzungen s. S. 17. Näheres s. Text

Stelle liegt wieder nach caudal; von ihr geht ein schmaler Ventrikelgang zum relativ großen Ventriculus olfactorius im BuOl. Die Vorwölbung des Caput NuCa in da VeLaA ist deutlich erkennbar. Aus dem eher sagittal gestellten Lumen des VeLaA wird durch eine schraubige Drehung ein flaches nach lateral sich erstreckendes VeLaC. Von dorsal erkennt man die Wölbungen des Corpus NuCa und des Th, die sich in einer Verschneidung berühren. Es fehlt eine Pars posterior des VeLa, das entspricht dem fehlenden LoOc. Dorsal caudal geht der VeLaC in einer Biegung in den VeLaI, dieser zieht nach basal, lateral und etwa rostral. Die VeLaI ist kaum kürzer als VeLaA und VeLaC zusammen, es reicht nahe an den Temporalpol heran. Das schmale Lumen des VeLaI ist wiederum gegenüber denen des VeLaA und VeLaC um etwa 90° gedreht. Nur im oberen Teil des VeLaI befindet sich die Vorwölbung eines HiCa.

In der Ansicht von dorsal (Abb. 10) hat der VeLa des Ele eine etwa dreieckige Form, dessen caudale mediale Ecke etwa rechtwinkelig ist. An der Grenze zwischen VeLaA und VeLaC liegen beiderseits große Foramina interventriculare. In der Mitte zwischen den beiden VeLa liegt ein von dorsal gesehen schmaler III. Ventrikel, in dessen Mitte sich eine breite Massa intermedia des Th befindet.

Delphinoideae

Aus den Schnittserien der fünf untersuchten Gehirne der Delph, nach Langworthy (1932) und McFarland, Morgane und Jacobs (1969) lassen sich eine Reihe von Baumerkmalen der Binnenstrukturen feststellen, die im folgenden vergleichend beschrieben werden.

Die *Ventrikel* von Tursiops truncatus wurden von McFarland, Morgan und Jacobs (1969) rekonstruiert. Der VeLa der Delph ist relativ schmaler und zarter als der des Ele und Menschen. Die Grundform gleicht der des Ele, da auch bei den Delph ein LoOc fehlt und damit keine Pars posterior des VeLa vorhanden ist. Die VeLaI ist bei Delph deutlich kürzer als bei Ele. Da der BuOl fehlt, zieht der VeLaA nicht so weit nach basal wie beim Ele. Ein weiterer Unterschied besteht darin, daß die Lumina schmale dünne Bänder sind und so die Vorwölbungen der Ganglien nicht so deutlich wie bei Ele konfiguriert sind; aus dem gleichen Grund hat der VeLa auch von dorsal her keine Dreiecksform. Die Ebenen der Lumenbänder des VeLa sind bei Delph nicht so verdreht wie bei Ele. Dorsal oberhalb der Biegung zwischen VeLaC und VeLaI befindet sich be Delph der sehr große LoPa. Etwa 30—40% aller Horizontalschnitte durch das Gehirn liegen oberhalb dieser höchsten Stelle des Ventrikels. Beim Ele sind es nur 15—20% aller Schnitte. Bei allen Delph ist in den Horizontalschnitten oberhalb des Ventrikels die tiefe FiLi, welche den LoOp vom LoPa abtrennt, zu erkennen. Die Tiefe dieser Fissur ist erheblich, da sie in 20% aller Scheiben zu sehen ist und in 15% aller Scheiben diese in der ganzen Länge teilt. Nach Bildern von Pilleri (1966a und b) ist sie auch bei den Mysticeti deutlich ausgeprägt.

Das *Corpus striatum* (CoSt) (Abb. 1, 7, 9) der Delph zeigt eine auffällige Eigenheit. Es besitzt einen großen basalen Komplex des CoSt, der aus einem sehr dunkel gefärbten Griseum besteht; dieses ist dunkler als NuCa und Pu (Abb. 1). Dieser basale Komplex ist ebenso wie der LoFr quergestellt; in einem tief liegenden Horizontalschnitt erscheint er als querliegendes Ellipsoid. Aus dem medialen Bereich spaltet sich das Caput NuCa und lateral das Pu ab (Abb. 1). Dieser basale Komplex des CoSt ist teilweise durch eine dünne Cortexlamelle von der basalen Oberfläche des LoFr getrennt (Abb. 1). Lateral etwas rostral des Chiasmas opticum besteht zwischen dem basalen Komplex des CoSt und dem Cor eine graue relativ breite Übergangszone. Äußerlich ist diese durch eine etwas körnig erscheinende Oberfläche erkennbar, die beim Pott- und Humbackwal sehr groß ist und die ganze Oberfläche zwischen TrOl und Tr II einnimmt. Bei den Delph ist sie kleiner (Abb. 4) und in Abb. 5 bei Gm wegen der teilweisen Bedeckung durch N II nicht deutlich sichtbar. Diese Zone entspricht dem „Lobule désert de Broca" (Broca, 1879; Addison, 1915; Ries und Langworthy, 1938; Breathnach, 1953). Eingehend wurde die Cytoarchitektonik dieser allocorticalen Anteile des Cor von Breathnach (1953) an Pp und Addison (1915) und Filimonoff (1965) an Delphinus delphis untersucht. Breathnach gliedert den basalen Komplex des CoSt dem NuCa zu; obwohl auch in seinen cytoarchitektonischen Bildern dieser Kernteil sich deutlich vom eigentlichen NuCa unterscheidet. Das medial und etwas nach vorne gelegene relativ kleine Caput NuCa geht schnell in eine lange Cauda über; ein Corpus NuCa wie beim Ele findet man nicht.

Bei Delph gliedert sich aus dem CoSt nach lateral und dorsal ein flächenhaftes Pu ab, dessen Fläche parallel zur breiten Inselrinde bis zum LoTe zu verfolgen ist. Am caudalen, lateralen und basalen Ende des Pu haben die Delph eine graue Verbindung zum CoAm. Die Obergrenze des Pu liegt etwa an der Obergrenze der Windungen des Insula. Der obere Teil des Pu ist dünn und wird durch weiße senkrecht zu ihm verlaufende Fasern durchzogen. Makroskopisch ist kein Claustrum erkennbar. In der Mitte des Pu liegt nach dorsal — durch eine Albumlamelle getrennt — ein relativ kleiner GlPa; eine Untergliederung ist nicht zu erkennen (Abb. 1 und 9).

Der *Thalamus* (Th) (Abb. 5, 9) ist kompakter gebaut als der des Ele, jedoch ist auch er von basal und rostral her etwas durch die CaIn eingedrückt, da die Flexura mesencephalica des CrCe weit nach rostral liegt. Der vorderste Teil des Th liegt medial an der Ventrikelwand. Der Th ist ebenso wie das ganze Gehirn kurz, breit und hoch; nach oben bildet er einen flachen abgerundeten Kegel, der in den Übergangsteil zwischen VeLaC und VeLaI hineinragt. Die starke rostrocaudale Kürze führt dazu, daß der Th in seinen rostralen, dorsalen und lateralen Teilen durch kräftige Faserzüge aufgegliedert wird (Abb. 9). Zwischen beiden Th befindet sich eine große Massa intermedia. Kruger (1959) hat bei Tt den Th makroskopisch und cytoarchitektonisch untersucht. Seine Angaben über die Form und die Auflockerung der Randbezirke des Th durch Faserzüge stimmen mit den eigenen Befunden überein. Nach Kruger nimmt die dorsale Kerngruppe des Th etwa 92% der Gesamtmasse ein.

An den breitflächigen Hinterrand schließt sich unmittelbar das Mittelhirn mit seiner mächtigen Vierhügelplatte an. An der Grenze zwischen Th und Vierhügelplatte liegt die große Commissura posterior. Diese war in allen Schnittserien der Delph leicht sichtbar. Dagegen konnte die sehr kleine Commissura anterior nur in den Medialsagittalschnitten der Delph sicher erkannt werden.

Der Aufbau der *Capsula interna* (CaIn) (Abb. 6, 7, 9) und der übrigen aus dem Großhirn kommenden Bahnen wird bei Delph durch die weit rostral liegenden kurzen CrCe bestimmt. Die relativ kurze Mulde zwischen dem basalen CoSt, dem NuCa und dem Pu bildet die eigentliche CaIn mit den Fasern aus LoFr. Fast unmittelbar hinter dem Basalkomplex des CoSt treten kurz vor den CrCe von lateral weitere Bahnen dazu, diese kommen aus dem LoPa und LoTe und verlaufen zunächst breitflächig hinter dem Pu nach rostral-medial und biegen vor dem Basalkomplex des CoSt scharf nach rückwärts und basal in die Hirnschenkel ab. Der basale LoTe besitzt Fasern, die über ein Fasciculus uncinatus in den LoFr ziehen und von dort aus wahrscheinlich zum Teil mit den Bahnen des

LoFr direkt in die Hirnschenkel ziehen. Hör- und Sehbahn ziehen außerhalb einer typischen CaIn aus den vor dem VeLaI befindlichen Corpora geniculata ohne Kontakt mit dem Pu direkt in die LoOp und LoTe.

Der *Fornix* (Fo) und das *Septum pellucidum* (SePe) sind außerordentlich zart und dünn angelegt (Abb. 9). Der Fo aller Delph verläuft in typischer Weise über die Columnae Fo unter das CoCa; er kann als dünner Gewebestreifen bis ins VeLaI verfolgt werden. Dort endet er an einem kurzen und sehr kleinen *Hippocampus* (HiCa) als Fimbria Fo. Ein ebenso kleiner Gyrus dendatus ist mit bloßem Auge zu erkennen. Regelmäßig wird das *Corpus amygdaloideum* (CoAm) gefunden, das corticale und tiefe Anteile besitzt; auf die grauen Verbindungsstränge zum Putamen wurde bereits verwiesen. Das CoAm ist relativ gut entwickelt, das ist bei der sehr kleinen Commissura anterior, dem kleinen Fo und HiCa etwas überraschend. Die Histologie dieser Strukturen wurde von Addison (1915), Breathnach (1953), Breathnach und Goldby (1954) sowie Filimonoff (1965) an Tt, Pp und Delphinus delphis beschrieben.

Vergleich des inneren Aufbaues von Mensch, Elefant und Delphinoideae

Im folgenden werden nur die wesentlichen Unterschiede beschrieben. Der große basale *Striatumkomplex* der Delph mit seiner auffallend dunklen Farbe und seinen Beziehungen zur basalen Oberfläche des LoFr wurde trotz seiner morphologischen Besonderheit bislang nicht vom NuCa abgetrennt (Breathnach, 1953). Aus dem dunklen großen Komplex entspringen die deutlich blasser gefärbten NuCa und Pu. Beide sind relativ klein. Auch Mensch und Ele haben an der Nahtstelle zwischen NuCa und Pu einen relativ kleinen basalen Komplex; dieser hat aber die gleiche Färbung wie NuCa und Pu. Der basale Striatumanteil der Delph ist basal breitflächig, weit nach lateral reichend und mit der Oberfläche vorbunden (s.o.). Die Verbindungsstellen zum Cortex sind beim Menschen vergleichsweise relativ klein. Beim Ele ist das basale CoSt durch die breiten Faserzüge des Tr I weitgehend von Cor abgetrennt; nur medial besteht eine graue Verbindung zum Cor, an dem auch das SePe endet. Makroskopisch sind Mensch und Ele vergleichbar. Der GlPa ist unauffällig. Das Claustrum ist makroskopisch nur beim Menschen und Ele zu erkennen; bei den Delph fehlt es.

Die Gestalt des *Thalamus* (Th) wird teilweise von den Bahnen, die von und zum Cor ziehen, bestimmt. Beim Menschen ziehen diese aus dem LoPa, LoOc und LoTe — meist von oben kommend — lateral nach rostral am Th vorbei. Dabei wird die vordere Lateralfläche des Th zu einer schrägen Platte, die sich bis zu den CrCe nach medial und basal verjüngt. Die CrCe verlassen das Großhirn in der Mitte der Hemisphären nach basal und dorsal und bilden mit der Achse des Großhirns etwa einen Winkel von 45°. Durch diesen Verlauf kann der Th eine geschlossene Form einnehmen.

Bei Ele müssen die Bahnen aus dem LoPa und LoTe wegen der dorsal liegenden und gestreckt nach caudal führenden CrCe in einer nach dorsal verdrängten CaIn verlaufen; dadurch wird der mittlere Teil des Th konkav nach dorsal gewölbt, so daß Th dachförmig über der CaIn liegt. Bei den Delph treten die CrCe bereits relativ weit rostral unter Bildung der Flexura mesencephalica aus dem Großhirn aus. Nahezu der gesamte Th liegt also caudodorsal der Austrittsstelle der CrCe, so daß seine Form kaum beeinflußt wird. Dagegen dehnt er sich relativ weit nach lateral und dorsal aus, entsprechend der großen Gehirnbreite.

Die Form der *Capsula interna* ist im wesentlichen durch die Lage des Austrittes der CrCe bedingt. Sie ist bei den Delph kurz und liegt weit rostral, beim Ele ist sie langgestreckt und beim Menschen fächerförmig gewinkelt. Die Grenzen der CaIn gegen die umgebenden Ganglien sind beim Mensch und Ele relativ scharf. Bei den Delph sind die Grenzen weniger scharf, da sich — mit Ausnahme des NuCa — in den Berührungszonen Kerne und Bahnen mehr oder weniger stark mischen.

Zwischen den Größen des *Fornix* und des *Hippocampus* besteht eine Korrelation; zu einem großen HiCa gehört also ein großer Fo und umgekehrt. Beide sind bei den Delph zart und klein, der HiCa im Unterhorn ist nur etwa 0,5 bis 0,8 cm lang und kann leicht übersehen werden. Der HiCa liegt am basalen Ende des VeLaI, im übrigen größeren Teil des VeLaI ist nur der kleine Fo zu finden. Der Mensch hat einen großen HiCa, der die ganze Länge des VeLaI einnimmt. Der des Ele ist mächtig, er erstreckt sich aber nur in den dorsalen Teil des VeLaI; die basale Hälfte des VeLaI ist frei vom HiCa. Der Gyrus dendatus ist an allen Gehirnen zu erkennen, seine Größe entspricht dem HiCa.

Das *Corpus amygdaloideum* zeigt demgegenüber keine wesentlichen Unterschiede zwischen Mensch, Ele und Delph. Seine Größe scheint von der des HiCa recht unabhängig zu sein. Das CoAm des Ele ist wahrscheinlich nicht nur absolut, sondern auch relativ das größte aller untersuchten Gehirne.

Der quantitative Aufbau der Gehirne

Ausschnitte aus den Messungen am Cor wurde bereits an anderer Stelle mitgeteilt. Über die Oberflächen des Cor (Elias, Haug, Lange und Schwartz, 1967; Elias, Haug, Lange, Schlenska und Schwatrz, 1969) und die Volumina des Cor (Haug, 1968, 1969a und b) wird daher nur kurz berichtet. Die Werte des menschlichen Gehirnes stammen von Schlenska (1969). Alle Untersuchungen wurden mit den gleichen stereologischen Methoden und am gleichen Material durchgeführt.

1. Längenmaße

Die Längenmaße sind in der Tabelle 4 enthalten. Bereits im qualitativen Teil wurde auf die unterschiedlichen Längen/Breiten-Verhältnisse hingewiesen. Nur der Mensch hat mit 1,21 einen positiven Wert. Sämtliche Delph liegen unter 0,9 und sind damit eindeutig breiter als lang. Den niedrigsten hat Tt mit 0,74. Der mittlere Längen-Breiten-Index der Delph ist um ein Drittel kleiner als der des Menschen. Das große Kleinhirn (Ceb) des Ele führt zu einem positiven Gesamtindex. Das Großhirn (PrCe) allein ist mit 0,83 deutlich breiter als lang und unterscheidet sich damit nur wenig von denen der Delph; bei letzteren wurde wegen des teilweise bedeckten Ceb auf eine gesonderte Berechnung fürs PrCe verzichtet.

Die Länge des CoCa gibt die größte gerade Längsausdehnung an und nicht die tatsächliche gebogene Länge. Bei der Distanz zwischen CoCa und der rostralsten Wölbung des LoFr (Frontalpol) fällt die Kürze bei den Delph auf, während

Tabelle 4. *Äußere Maße der untersuchten Gehirne in Zentimeter*

	Loxodonta africana	Homo sapiens	Globicephala macrorhyncha I	Grampus griseus	Tursiops truncatus	Phocaena phocaena
Gesamtlänge des Gehirns	27,5	17,0	18,0	15,5	13,0	11,6
Länge des Großhirns	21,3	—	—	—	—	—
Gesamtbreite des Gehirns	25,5	14,0	22,0	17,0	17,5	14,0
Höhe des Gehirns[a]	16,0	11,0	14,0	11,5	11,5	7,2
Länge/Breite Gesamtgehirn	1,08	1,21	0,82	0,91	0,74	0,83
Länge/Breite Großhirn	0,83	—	—	—	—	—
Länge Corpus callosum (CoCa)	9,5	7,5	8,2	6,3	6,0	4,8
Distanz Rostrum corporis callosi zum Frontalpol	7,5	3,5	4,5	2,7	2,5	2,7

[a] Größte baso-dorsale Ausdehnung.

der Ele mit 7,5 cm eine erhebliche Längsausdehnung seines kegelförmgen LoFr besitzt. Obwohl das Gehirn von Pp dorso-basal abgeplattet erscheint, hat es einen großen LoPa, der frei von VeLa ist (s.o.).

2. Oberflächenmaße

Die Oberflächenwerte sind in der Tabelle 5 enthalten. Um die Werte besser beurteilen zu können, wurden in Abb. 11 die Gesamtoberfläche (Cor-Oberfläche auf allen Gyri und in allen Sulci) sowie die freie Oberfläche (äußerlich sichtbare Cor-Oberfläche am mediansagittalgeschnittenen Gehirn) des Cor logarithmisch in Beziehung zum Gehirnvolumen gestellt. Es zeigt sich, daß zwischen den Delph ein guter allometrischer Zusammenhang besteht. Aus diesem fallen der Mensch und der Ele heraus. Bei der Gesamtoberfläche des Cor liegt der Mensch unter der des Delph; bei einem fast gleichgroßen Gehirn wie Tt hat er ein Drittel weniger Oberfläche des Cor als dieser. Andererseits hat der Mensch einen nach oben aus dem allometrischen Verlauf der Delph herausweichenden Wert für die freie Oberfläche des Cor. Wie ist das zu erklären? Die Form des menschlichen Gehirns ist langgestreckt, die freie Oberfläche muß daher größer als bei den eher kugeligen Gehirnen der Delph sein. Die relativ kleine Gesamtoberfläche und die große freie Oberfläche führen zu einem niedrigen Faltungsindex. Der größte Teil der Abweichung des Ele von der Allometrielinie der Delph nach unten ist durch das große Ceb bedingt. Wenn wir die Gesamtoberfläche des Cor nur auf die Größe des PrCe beziehen, fällt der Ele kaum aus der Allometrielinie der Delph heraus,

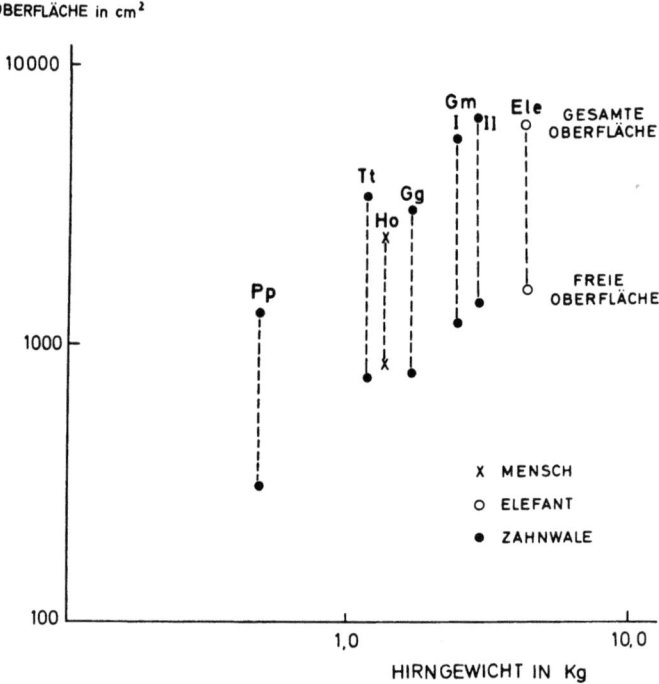

Abb. 11. Die Beziehungen der Oberfläche zum Hirngewicht in einer doppelt logarithmischen Darstellung. Näheres s. Text

während der Mensch auch hier deutlich unter der der Delph bleibt. Innerhalb der Delph weicht der Tt aus der Allometrielinie nach oben ab; dieses besondere Verhalten des Tt ist auffällig. Die Länge der Striche in Abb. 11 entspricht etwa dem Faltungsindex.

Die Ventrikeloberflächen zeigen einige auffallende Unterschiede. Die Werte des Menschen beziehen sich auf alle Ventrikeloberflächen (Schlenska 1969). Nach Knudsen (1958) hat jeder VeLa etwa 50 cm² Oberfläche, so daß 40—50 cm² des Wertes der Tabelle 5 zum III. und IV. Ventrikel gehören würden; auf die beiden Vela fallen daher zusammen etwa 100 cm². Bei Ele und Delph wurden nur die VeLa gemessen. Bereits bei der quantitativen Beschreibung fiel auf, daß die Ventrikelspalten des Ele eine große Lateralausdehnung besitzen, während sie bei den Delph schmal und bandförmig sind; die des Menschen liegen dazwischen, aber eher näher bei den Delph. Mit der unterschiedlich großen lateralen Flächenausdehnung lassen sich auch die qualitativen Unterschiede zwischen Delph und Ele befriedigend erklären.

3. Volumina

Die Volumina der größeren Gehirnteile sind in Tabelle 6 aufgeführt. Die Volumenwerte für Gehirn mit Ventrikeln, Großhirn (PrCe), Kleinhirn (Ceb) und Hirnstamm (HiSt) wurden durch Wägung und Umrechnung bestimmt, die übrigen

Tabelle 5. *Oberflächen des Cortex in Quadratzentimeter*

	Loxodonta africana	Homo sapiens	Globicephala macrorhyncha I	Globicephala macrorhyncha II	Grampus griseus	Tursiops truncatus	Phocaena phocaena
Gesamtoberfläche	6275 ± 688	2500	6641	5914	3132	3532	1300
Freie Oberfläche	1634	885	1400	1280	630	770	315
Faltungsindex	3,8	2,8	4,75	5,0	4,3	4,6	4,1
Ventrikeloberflächen	539 ± 86	145	115	150	70	65	58

Tabelle 6. *Volumina des Gehirns und seiner Anteile in Kubikzentimeter*

	Loxodonta africana	Homo sapiens	Globicephala macrorhyncha I	Globicephala macrorhyncha II	Grampus griseus	Tursiops truncatus	Phocaena phocaena
Gehirn mit Ventrikel	4148	1470	3062	2510	1588	1118	483
Großhirn (PrCE)	2815	1257	2385	1984	1205	884	378
Cortex (Cor)	1402 ± 128	688	1271 ± 85	1082 ± 154	624 ± 20	463 ± 12	205 ± 22
Album (Alb)	1089 ± 148	491	954 ± 119	782 ± 166	503 ± 6	352 ± 15	135 ± 21
Zentralkomplex (CeCo = CoSt + GlPa + Th + CaIn + CoAm)	237 ± 40	66	164 ± 17	128 ± 29	80	52	34 ± 4
Ventrikel	93	25	30	29	11	23	6
Kleinhirn (Ceb)	1041	153	438	—	—	162	78
Hirnstamm (HiSt)	195	35	209	—	—	49	21

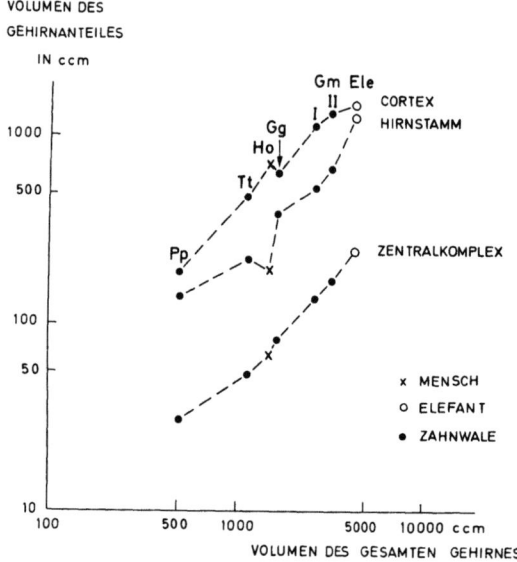

Abb. 12. Die Beziehungen des Volumens des Cortex, des großen Hirnstammes (*StHi*) und des Zentralkomplexes (*CeCo*) zum Volumen des gesamten Gehirnes in doppelt logarithmischer Darstellung. Näheres s. Text

Werte mit stereologischen Methoden aus diesen Grundwerten ermittelt. Der Zentralkomplex (CeCo) umfaßt alle zentral im PrCe gelegenen Ganglien einschließlich der dazwischen liegenden Bahnen: Corpus striatum (CoSt) mit Unterkernen (NuCa und Pu), Globus pallidus (GlPa), Capsula interna (CaIn), Thalamus (Th) und das Corpus amygdaloideum (CoAm). Das allometrische Verhalten wird in der doppelt logarithmischen Darstellung Abb. 12 untersucht. In der Darstellung sind die Volumina des Cor der Delph allometrisch koordiniert. Das Cor-Volumen des Menschen weicht nach oben und das des Ele nach unten von dieser Allometriegeraden ab. Das heißt, daß der Mensch relativ zu seiner Hirngröße mehr Cor-Volumen als die Delph und der Ele weniger als diese hat. Völlig anders verhält sich der große Hirnstamm (StHi), der sich seinerseits aus Kleinhirn (Ceb) und kleinem Hirnstamm (HiSt)- Rauten- und Mittelhirn- zusammensetzt. Auch hier liegen die Werte der Delph auf einer Allometriegeraden; der Mensch liegt mit seinem StHi-Volumen wesentlich unter, der Ele über ihr. Der Mensch hat also relativ weniger, der Ele relativ mehr StHi als die Delph.

Der Zentralkomplex aller untersuchten Gehirne steht in einer streng allometrischen Beziehung, diese allometrische Beziehung gilt jedoch, wie wir noch sehen, nicht für seine einzelnen Teile.

Die Abb. 12 zeigt, daß eindeutige allometrische Zusammenhänge nur dann erwartet werden können, wenn das Gehirn oder seine Anteile einer nahe verwandten Gruppe von Tieren (z. B. einer Familie) untersucht wird. Andererseits kann man aus solchen logarithmischen Darstellungen auch eindeutige Unterschiede innerhalb der Objekte des Vergleiches gut finden. Aus der Tabelle 6 entnehmen wir, daß der hohe StHi-Anteil des Ele durch sein großes Ceb bedingt ist (Näheres s. u.).

VERGLEICH DER VERSCHIEDENEN VOLUMENANTEILE DES GEHIRNES.

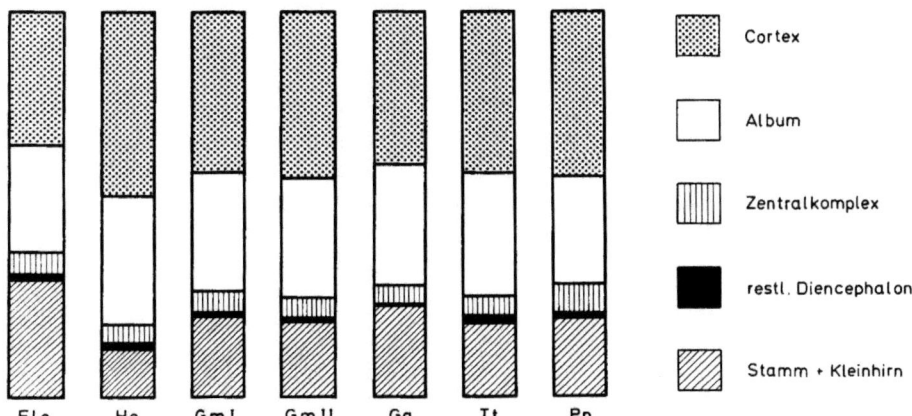

Abb. 13. Die prozentuelle Verteilung des Cortex (*Cor*), des Album des Telencephalons (*Alb*), des Zentralkomplexes (*CeCo*) und des Stammhirnes (*StHi*). Näheres s. Text

Bei den Ventrikelvolumina ist der Vergleich etwas schwierig, da beim Menschen alle Ventrikel (s. o.) erfaßt sind. Nach Knudsen (1958) ist jedoch das Volumen des III. und IV. Ventrikel mit 1,5—2,5 cm³ vernachlässigbar. Mensch und Tt haben den gleichen Inhalt des VeLa. Die größeren Gehirne von Gm und Gg haben auffallend kleine Volumina, also sehr enge Ventrikelspalten. Der Ele hat auch hier mit 93 cm³ ein hohes Ventrikelvolumen. Andererseits ist dieser Wert durch die große Ventrikeloberfläche gut erklärbar. Nach Tabelle 5 und 6 verhalten sich die Oberflächen bei Ele und Gm wie 1:5 und die Volumina wie 1:3. Das heißt, daß trotz der großen Oberflächen der Ventrikel des Ele relativ schmale Ventrikelspalten besitzen muß, da er rein mathematisch bei gleicher Oberfläche und gleicher Form 11mal mehr Volumen als Gm haben müßte. Diese Feststellung läßt den Schluß zu, daß der von uns untersuchte Ele keinen Hydrocephalus haben konnte.

Die Abb. 13 vergleicht die Relationen zwischen den verschiedenen Anteilen des Gehirnes. Die Abb. zeigt, daß der Cor-Volumenanteil des Menschen mit 47% am höchsten liegt, die Delph haben zwischen 39,5 und 43,5%, wobei nur Gg etwas unter 40% hat. Der Ele weist dagegen nur 33,5% Cor-Anteil im Gehirn auf. Das StHi nimmt beim Menschen 13%, bei den Delph um 20% und beim Ele 30% ein, wobei das Ceb beim Menschen etwa 11%, bei den Delph um 15% und beim Ele um 25% ausmacht. Das Ceb des Ele hat über 1000 cm³ Volumen und ist damit absolut größer als der gesamte Cor des Menschen. Der HiSt des Menschen ist mit 2,4% halb so groß wie der von Ele, Tt und Pp. Mit nahezu 7% ist der des Gm auffallend groß. Von Gg sind die Teilvolumina des Ceb und HiSt nicht ermittelt worden.

Die Relation von Alb zu Cor ist bei allen Gehirnen nahezu gleich; das heißt, daß das Alb des Ele relativ am kleinsten und das des Menschen am größten

Tabelle 7. *Volumina der zentralen Strukturen des Großhirns*

	Loxodonta africana	Homo sapiens	Globicephala macrorhyncha I	Globicephala macrorhyncha II	Grampus griseus	Tursiops truncatus	Phocaena phocaena
Zentralkomplex (CeCo = CoSt + GlPa + Th + CaIn + CoAm)	237 ± 40	66	164 ± 17	128 ± 29	80	52	34 ± 4
Capsula interna (CaIn)	69 ± 17	14	35 ± 8	36 ± 11	16	7	6,2 ± 1,9
Thalamus (Th)	81 ± 26	20	54 ± 9	51 ± 20	37	30	18 ± 1,7
Großhirnganglien (StGa = CoSt + GlPa + CoAm)	88 ± 18	32	75 ± 13	41 ± 18	27	15	9,5 ± 2,5
Hippocampus (HiCa)	29 ± 5	7,5			1,6	0,5	1,1
Tr.-olfactorium (TrOl)	46 ± 12						

Tabelle 8. *Volumenanteile der zentralen Strukturen des Großhirns*

	Loxodonta africana	Homo sapiens	Globicephala macrorhyncha I	Globicephala macrorhyncha II	Grampus griseus	Tursiops truncatus	Phocaena phocaena
Zentralkomplex (CeCo = CoSt + GlPa + Th + CaIn + CoAm)	5,9 ± 0,9	4,6	5,4 ± 0,6	5,2 ± 1,2	5,1	4,7	5,1
Capsula interna (CaIn)	1,7 ± 0,4	1,0	1,2 ± 0,25	1,4 ± 0,5	1,0	0,6	1,0
Thalamus (Th)	2,0 ± 0,6	1,4	1,8 ± 0,3	2,0 ± 0,8	2,3	2,7	2,3
Großhirnganglien (StGa = CoSt + GlPa + CoAm)	2,2 ± 0,4	2,2	2,5 ± 0,4	1,7 ± 0,7	1,7	1,4	1,7
Hippocampus (HiCa)	0,7 ± 0,1	0,5			0,1	0,05	0,1
Tr.-olfactorium (TrOl)	1,1 ± 0,3						

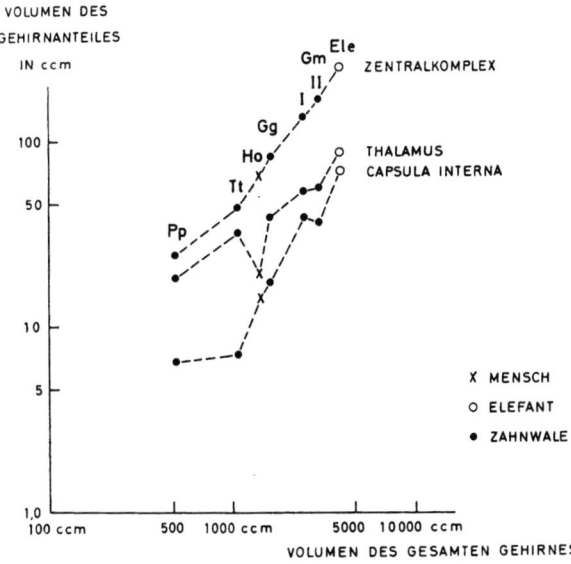

Abb. 14. Die Beziehungen des Zentralkomplexes (*CeCo*), des Thalamus (*Th*) und der Capsula interna (*CaIn*) zum Volumen des Gesamtgehirnes in doppelt logarithmischer Darstellung. Näheres s. Text

ist. Aus Abb. 13 sind die Anteile der kleineren Strukturen nicht zu entnehmen. Der quantitative Aufbau der zentralen Strukturen ist in den Tabellen 7 und 8 enthalten. Bei den Gm ist der HiCa so klein, daß er in keiner unserer Scheibenschnittserien eine Schnittfläche erreichte. Bei ihnen fehlen daher Werte für HiCa. Das TrOl wurde nur beim Ele ausgemessen. Bevor die Werte näher besprochen werden, wollen wir in Abb. 14 die allometrischen Zusammenhänge näher untersuchen. Die streng allometrische Bezugslinie des CeCo ist dieselbe wie in Abb. 12. Die CaIn verhält sich mit etwas weiteren Schwankungen ebenfalls in etwa allometrisch, wobei ein Teil der Schwankungen durch die unscharfe Begrenzung der CaIn gegenüber Th und GlPa erklärt werden kann. Bei Th findet sich bei allen Tiergehirnen (einschließlich Ele) eine nahezu geradlinige Abhängigkeit; nur der menschliche Wert liegt deutlich unter der Allometriegeraden. Er hat im Vergleich mit allen untersuchten Säugern einen zu kleinen Th (weiteres s. u.). In der Darstellung sind die StGa bestehend aus CoSt, GlPa und CoAm nicht enthalten; ihre Verlaufslinie würde die des Th mehrfach kreuzen und wurde daher nicht eingezeichnet. Bei der Allometrie von CeCo und CaIn ist leicht verständlich, daß diese Linie ein umgekehrtes Verhalten wie die des Th zeigen muß; das ist auch aus den Regressionskoeffizienten *b* der Tabelle 12 zu entnehmen. Der Mensch hat also relativ mehr StGa als Delph und Ele. Auffällig ist, daß die Linie des Th etwas flacher ist als die des CeCo; entsprechend verläuft die des StGa steiler als die des Th. Das heißt, beide zentralen Kerne verhalten sich möglicherweise in ihren Beziehungen zur Gehirngröße nicht gleichartig (s. u.). Auch die Tabelle 7 zeigt diese Differenzen: der Mensch hat nur $^2/_3$ des Volumen des Th des Tt, während die

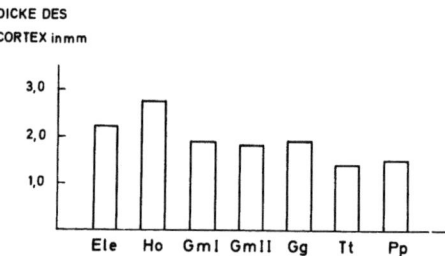

Abb. 15. Die mittlere Dicke des Cortex cerebri. Näheres s. Text

StGa des Menschen doppelt so groß sind wie bei Tt. Im Vergleich zu den Delph ist also der Mensch relativ Th-arm und gleichzeitig StGa-reich.

In der Tabelle 8 sind die Volumenanteile enthalten. Der Th-Anteil des Menschen liegt bei 1,4%, alle anderen Gehirne liegen nahe 2,0% oder darüber, besonders hoch ist der Th bei Tt.

Der StGa-Anteil der Delph (mit Ausnahme von GmI) liegt unter 2%, der des Menschen und Ele ist deutlich höher und liegt über 2,2%. Die Ursache der Ausnahme bei GmI ist nicht geklärt. Die Anteile des HiCa unterscheiden sich bei Mensch und Ele nur wenig. Der HiCa-Anteil der Delph ist in jedem Falle unter 0,1%.

4. Die Beziehungen der Größenwerte untereinander

Die vergleichende Betrachtung verschiedener Größenrelationen zueinander ermöglicht einen weiteren quantitativen Einblick in die unterschiedliche Zusammensetzung der Gehirne von Mensch, Delph und Ele.

a) Cortexdicke

Aus der Größe der Oberflächen und der Volumina des Cor kann die mittlere Cortexdicke berechnet werden. Das Ergebnis ist in der Abb. 15 zu sehen. Der Mensch besitzt mit 2,9 mm den dicksten Cor. Diese Dicke stimmt mit der von Blinkow und Glezer (1968) mitgeteilten überein. Meist werden geringere Cor-Dicken angegeben, die sich aber auf eingebettetes und damit geschrumpftes Material beziehen; bei der Einbettung kommt es zu einer etwa 15%igen Längen- bzw. Dickenschrumpfung. Die eigenen Werte und die von Blinkow und Glezer sind an ungeschrumpftem fixierten Gehirn ermittelt worden. Die Cor-Dicke aller Delph liegt unter 2 mm (bei Tt nur 1,4 mm), die des Ele bei etwa 2,3 mm.

Folgender Schluß ist wichtig: Die Dicke des Cortex bestimmt ganz allgemein die Breite der Gyri und damit die Dichte der Faltung. Die oben gemachte Beobachtung, daß der Mensch innerhalb der untersuchten Gehirne das gröbste Faltenmuster besitzt, wird nun leicht verständlich, denn er besitzt auch die dickste Rinde (Abb. 2, 5, 7). Auch für die anderen Gehirne besteht eine umgekehrt proportionale Übereinstimmung von Faltendichte und Dicke des Cor. Folgende Feststellung kann daraus gezogen werden: Aus der Dichte der Falten des

Großhirns kann keine Aussage über die tatsächliche Masse des Cor gemacht werden. Damit ist eindeutig die Behauptung widerlegt, daß zwischen Intelligenz und Großhirnfaltung eine enge Beziehung besteht; sie ist eher eine lockere. Die tatsächliche Masse des Cor kann nur mit Hilfe einer Volumenmessung bestimmt werden.

b) Oberflächenbeziehungen

Die Abb. 16 zeigt, wieviel Cor-Oberfläche auf eine Gewichtseinheit des Gehirnes und Körpers entfällt. Bei dieser Darstellung werden die allometrischen Zusammenhänge zunächst ausgeklammert. Der Mensch hat pro 200 g Körpergewicht die größte Oberfläche, dicht hinter ihm folgen Tt und Pp. Das gegenüber dem Menschen höhere Körpergewicht des Tt kann durch die stärkere Faltung des Cor nicht voll kompensiert werden. Die Unterschiede der Oberflächengröße pro 200 g Körpergewicht bei den Delph können allometrisch erklärt werden und stellen daher keine echten Differenzen dar. Besonders niedrig liegt die Oberflächengröße pro 200 g Körpergewicht bei Ele, dieser niedrige Wert ist nicht nur allometrisch zu erklären. Um diese Frage zu klären, wurden für die Logarithmen der beiden Größen die Korrelationskoeffizienten bestimmt. Eine Korrelation konnte wegen der geringen Anzahl von Gehirnen nicht nachgewiesen werden. Die Beziehungen der Oberfläche zu 1 g Gehirn sind nahezu frei von allometrischen Einflüssen. Dieser Wert hängt eng mit dem Faltungsindex zusammen; daher haben Tt und Pp wegen ihrer geringen Cor-Dicke einen hohen Wert, nur der des Ele fällt wegen seines sehr großen Ceb in dieser Beziehung etwas unter den des Menschen, obwohl er wegen seiner geringeren Cor-Dicke über ihm stehen sollte.

In der Tabelle 9 ist die Oberfläche des Cor zu weiteren Gehirnteilen in Beziehung gesetzt worden. Die Oberfläche pro cm^3 Hirnstamm zeigt keine überschaubaren Beziehungen; Mensch, Tt und Pp haben ähnlich hohe Werte, während Ele und Gm nur halb so hohe aufweisen. Die Oberflächengröße des Cor pro 1 cm^3 Kleinhirn sind bei Delph und Mensch etwa gleich; Ele hat wegen seines großen Ceb einen Wert, der 3—4mal kleiner ist. Bei den Beziehungen zwischen der Oberfläche des Cor pro g Zentralkomplex (CeCo) finden sich keine regelhaften Unterschiede; sie waren auch gar nicht zu erwarten. Das wichtigste Ergebnis bei den Oberflächenbeziehungen ist die deutliche Sonderstellung des Ele, die durch sein großes Ceb bedingt ist und außerhalb der üblichen allometrischen Zusammenhänge der Säuger liegt.

c) Die Volumenbeziehungen

Die Abb. 17 stellt die Beziehungen zwischen dem Volumen der Cor einerseits und dem des Gehirnes und des Körpers andererseits dar; sie ist mit der Abb. 16 vergleichbar. Entsprechend der Feststellung, daß die Faltung kein echtes Kriterium für die Größe des Cor ist, werden in Abb. 17 die durch die Cor-Dicken-Unterschiede bedingten möglichen Fehlinterpretationen der Abb. 16 eliminiert. Der Mensch steht bei dieser Darstellung eindeutig mit nahezu 10 g Cor pro kg Körpergewicht an der Spitze und überragt damit die beiden nächsten Pp und Tt um mehr als das Doppelte. Bei den anderen Tieren wird — ähnlich wie bei der Oberfläche — der Einfluß der Allometrie auf die Darstellung deutlich. Bei

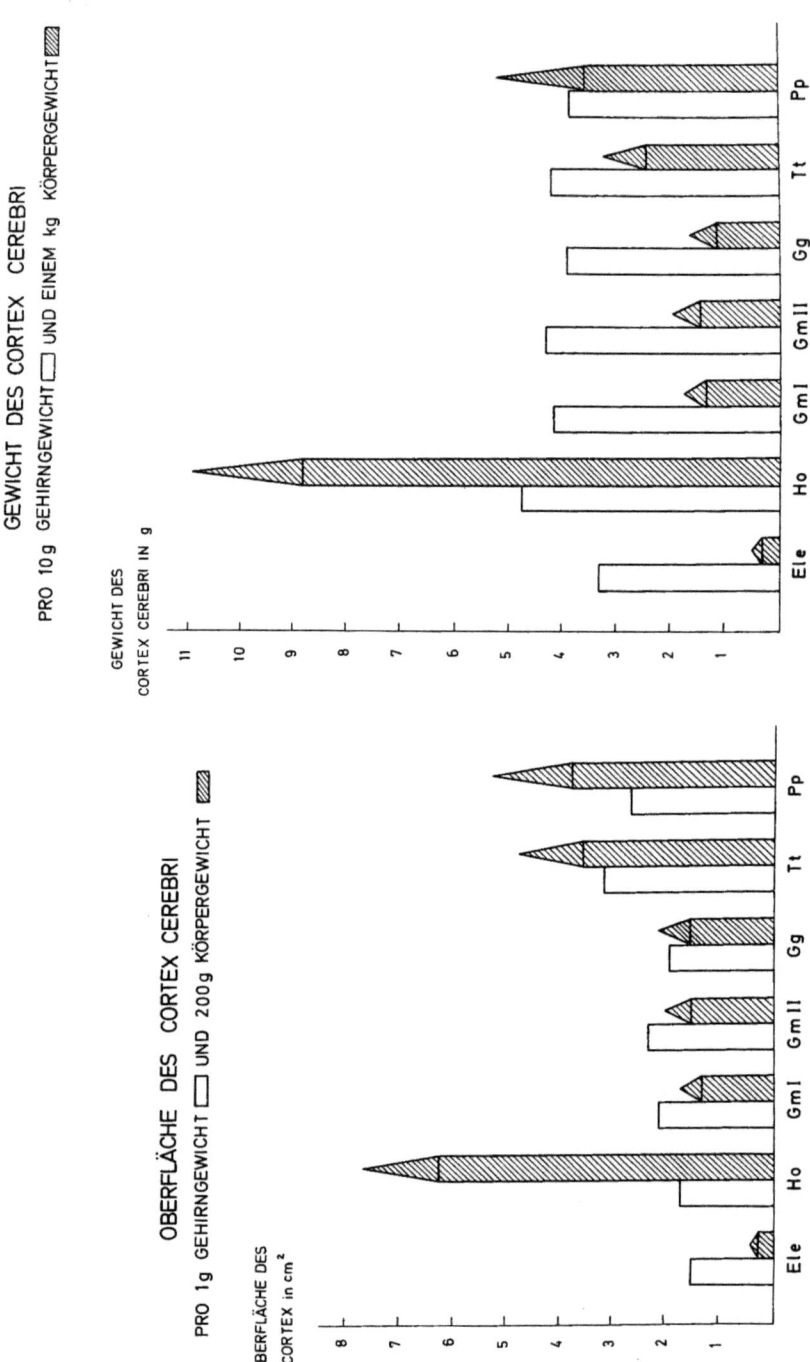

Abb. 16. Säulendarstellung der Relationen der Oberfläche des Cortex zum Gehirn- und Körpergewicht. Die Säulenspitze berücksichtigt die unterschiedlichen Körpergewichte. Näheres s. Text

Abb. 17. Säulendarstellung der Relation des Cortexgewichtes zum Gehirn- und Körpergewicht. Spitze der Säulen wie bei Abb. 16. Näheres s. Text

den Gehirngewichten entspricht die Säulenhöhe den bereits besprochenen Prozentanteilen des Cor am Gesamtgehirn (10 g Gehirngewicht der Abb. 17 sind = 100% zu setzen).

Tabelle 9. *Oberflächenanteile des Cortex für einzelne Gehirnanteile*

	Loxodonta africana	Homo sapiens	Globicephala macrorhyncha		Grampus griseus	Tursiops truncatus	Phocaena phocaena
			I	II			
Oberfläche in cm² pro 1 cm³ Hirnstamm (HiSt)	32	71	32	—	—	72	62
Oberfläche in cm² pro 1 cm³ Kleinhirn (Ceb)	6	18	15	—	—	22	17
Oberfläche in cm² pro 1 cm³ Zentralkomplex (CeCo)	25	37	39	44	38	65	42

Tabelle 10. *Volumenrelationen der verschiedenen Anteile der Gehirne zueinander*

	Loxodonta africana	Homo sapiens	Globicephala macrorhyncha		Grampus griseus	Tursiops truncatus	Phocaena phocaena
			I	II			
Endhirn/Kleinhirn $\left(\frac{TeCe}{Ceb}\right)$	2,55	8,0	5,25	—	—	5,15	4,5
Endhirn/kleiner Hirnstamm $\left(\frac{TeCe}{HiSt}\right)$	13,6	35,3	11,0	—	—	17,0	16,7
Cortex/Album $\left(\frac{Cor}{Alb}\right)$	1,3	1,4	1,3	1,4	1,2	1,3	1,5
Cortex/Zentralkomplex $\left(\frac{Cor}{CeCo}\right)$	5,9	10,5	7,7	8,4	7,8	8,9	6,2
Cortex/Hirnstamm $\left(\frac{Cor}{StHi}\right)$	1,1	3,6	2,0	2,2	1,7	2,2	2,1
Hirnstamm/Zentralkomplex $\left(\frac{StHi}{CeCo}\right)$	5,2	2,9	3,9	3,9	4,7	4,1	3,0

In der Tabelle 10 sind die Volumenrelationen zwischen verschiedenen Anteilen des Gehirnes enthalten. Das Verhältnis zwischen TeCe und Ceb ist beim Menschen zugunsten des TeCe und beim Ele zugunsten des Ceb verschoben, die Delph liegen etwa in der Mitte. Beim Verhältnis vom TeCe und HiSt überragen die Werte des Menschen die der Delph und die des Ele um etwa das doppelte bis dreifache.

Das Volumen des Cor wird zu mehreren Größen in Beziehung gesetzt. Bei allen untersuchten Gehirnen ist die Cor/Alb-Relation in etwa gleich; diese Gleichheit ist durch eine relativ ähnliche Gehirngröße bedingt. Die Cor/Alb-Relation ist im allgemeinen von der Größe des Gehirnes abhängig. Sie ist bei großen Gehirnen relativ klein, da das Album viele assoziative Fasern enthält; bei kleinen Gehirnen mit relativ wenig Assoziationsfasern ist die Relation groß und zugunsten des Cor verschoben. Die Beziehungen zwischen Cor und CeCo sind unauffällig. Deutliche Differenzen finden sich bei den Beziehungen des Cor zum StHi (Ceb + HiSt). Die Relationen zwischen Mensch, Delph und Ele sind wie 3 : 2 : 1. Diese Größe ist ein Ausdruck für die Corticalisation eines Gehirnes.

Beim Verhältnis zwischen StHi und CeCo finden sich nur relativ geringe Unterschiede. Nur für Ele ist der Wert etwas höher. Zentralkomplex und Stammhirn (Kleinhirn + Rautenhirn + Mittelhirn) stehen offensichtlich in so engen funktionellen Wechselbeziehungen, daß ihre Relation von der tatsächlichen Corticalisation in unserem Untersuchungsgut kaum beeinflußt wird.

Für die in den Tabellen 11 und 12 aufgeführten Wertepaare wurden im logarithmischen (allometrischen) Maßstab die Korrelationskoeffizienten r errechnet und entsprechend der Fallzahl auf dem 0,27%- und 1,0%-Niveau der Vertrauensbereich festgestellt. Weiter wurde der Regressionskoeffizient b bestimmt, dessen Wert der Steilheit der allometrischen Linie entspricht. Durch die geringe Fallzahl sind bei Delph einige Wertepaare nicht gesichert, bei denen an sich eine Sicherung zu erwarten wäre. Andererseits können für alle Gehirne zusammen (Mensch und Ele eingeschlossen) auch bei größerer Streuung positive Korrelationen gefunden werden. Diese paradox erscheinenden positiven und negativen Korrelationen entstehen dadurch, daß die Zahl der Freiheitsgrade bei der Korrelationsrechnung um 2 Werte kleiner ist als die Anzahl der Meßwerte.

Die Anwendung von Korrelationsrechnungen ist daher nur dann sinnvoll, wenn ein genügend großes Untersuchungsgut vorhanden ist. Bei zu wenig Einzelwerten können positive Korrelationen verdeckt werden. Andererseits kann eine positive Korrelation nur auf allgemeine Zusammenhänge hinweisen; einzelne nahe benachbarte Werte innerhalb einer positiven Korrelation können trotzdem statistisch gesichert verschieden sein. Das ist auch bei den eigenen Werten für die Oberflächen des Cortex bei Mensch, Tt und Gg der Fall. Eine positive Korrelation von allometrischen Werten bestätigt nur, daß eine gemeinsame Grundregel eingehalten wurde. Im Einzelfalle oder bei verwandten Gruppen kann diese Regel deutlich variiert sein. Diese Variation ist aus einer graphischen Darstellung gut ablesbar und kann durch eine Korrelationsrechnung verdeckt werden. Daher ist für allometrische Untersuchungen eine graphische Darstellung der Werte unentbehrlich. Ohne Graphiken wären entscheidende Erkenntnisse von differenten Trends in der Entwicklung eines gemeinsamen Grundbauplanes des Zentralnervensystems nicht gefunden worden (v. Bonin, 1937; Brummelkamp, 1940; Wirz,

Der makroskopische Aufbau des Großhirns 51

Tabelle 11. *Korrelationskoeffizient r und Relationsexponent b der Logarithmen der Werte bei den wichtigsten Größenbeziehungen sowie ihre Sicherung*

	Körperwicht							Gehirnvolumen						
	Delphinoideae				alle Gehirne			Delphinoideae				alle Gehirne		
	b	r	0,27%	1%	b	r	0,27%	1%	b	r	0,27%	1%	b	r	0,27%	1%
Gehirnvolumen	0,53	0,97	∅	(+)	0,51	0,95	+	+	0,77	0,99	(+)	+	1,18	0,95	∅	+
Kleinhirnvolumen[a]	0,51	0,98	∅	∅	0,57	0,99	+	+	1,02	0,97	∅	∅	0,98	0,94	∅	(+)
Hirnstammvolumen[a,b]	0,72	0,99	+	+	0,52	0,93	∅	+	1,02	0,98	(+)	+	0,70	0,99	+	+
Cortexvolumen	0,63	0,98	(+)	+	0,30	0,90	∅	+	0,76	0,94	∅	∅	0,50	0,94	+	+
Oberfläche	0,48	0,93	∅	∅	0,28	0,91	∅	+								

[a] Nur 4 Werte. — [b] Kleiner Hirnstamm (HiSt).

Tabelle 12. *Korrelationskoeffizient r und Relationsexponent b der Logarithmen der Werte für die Kerne des Großhirnes*

	Gehirnvolumen							Cortexvolumen						
	Delphinoideae				alle Gehirne			Delphinoideae				alle Gehirne		
	b	r	0,27%	1%	b	r	0,27%	1%	b	r	0,27%	1%	b	r	0,27%	1%
Zentralkomplex	0,89	0,99	+	+	0,89	0,98	+	+	0,93	0,98	(+)	+	0,93	0,95	+	+
Thalamus	0,47	0,99	+	+	0,72	0,90	∅	+	0,51	0,94	∅	∅	0,72	0,85	∅	∅
Großhirnganglien	1,00	0,96	∅	(+)	1,03	0,97	+	+	1,14	0,96	∅	(+)	1,14	0,97	+	+

1950; Frick, 1965; Stephan und Bauchot, 1965; Mangold-Wirz, 1966; Gihr und Pilleri, 1969b; Stephan und Andy, 1969; Bauchot und Stephan, 1969).

5. Vergleich der Ergebnisse mit Werten aus der Literatur

Schlenska (1969) hat sich eingehend mit den Methoden und Ergebnissen der bisherigen Untersuchungen am menschlichen Gehirn auseinandergesetzt und dabei besonders die Volumina und Oberflächen des Cor behandelt. Zusammenfassend läßt sich feststellen, daß die neuen stereologischen Verfahren insbesondere für die Ermittlung der Oberflächengröße große Bedeutung haben. Bei den Oberflächen der faltungsreichen Gehirne wurden bisher je nach der Art der älteren Methoden teilweise bis zu 50% Oberfläche zu wenig gemessen.

Tabelle 13. *Die Größe der zentralen Strukturen des menschlichen Großhirns. Vergleich verschiedener Messungen*

	Thalamus (Th)		Großhirn- ganglien (StGa)		Hippocampus (HiCa)		Trigonum olfactorium (TrOl)	
	cm³	%	cm³	%	cm³	%	cm³	%
Mensch:								
Eigene Werte (Schlenska, 1969)	20	1,4	32	2,2	7,5	0,5	—	—
Hopf (1965)	18,8	1,4	28,4	2,15	—	—	—	—
Pilleri (1966c)	—	1,0	—	2,5	—	0,8	—	0,2
Harman und Carpenter (1950)	—	—	30,0	—	—	—	—	—
Bonin und Shariff (1951)	—	—	24,0	—	—	—	—	—
Stelmasiak (1954)	—	—	35,0	—	—	—	—	—
Jungklaas und Orthner (1960)	—	—	—	1,85	—	—	—	—

Der folgende Vergleich beschränkt sich auf die zentralen grauen Strukturen des Großhirnes. Die Spielbreite der bisherigen Messungen für diese Kerne im menschlichen Gehirn wird in Tabelle 13 mitgeteilt. Für den Th und die StGa hat Hopf (1965) die gleichen Werte mitgeteilt. Bei den StGa ist zu berücksichtigen, daß die eigenen Werte auch das CoAm einschließen, das etwa 2,5 cm³ Volumen hat (Umrechnung aus den Angaben von Schlenska, 1969). Nach Abzug des CoAm unterscheidet sich unser Wert für StGa mit 29,5 cm³ von dem von Hopf mit 28,4 cm³ praktisch nicht. Die übrigen Autoren teilen StGa-Volumina etwa gleicher Größenordnung mit, die aber bis zu 20% höher oder niedriger liegen. Einige ältere Werte in der Literatur wurden nicht zitiert, da sie wesentlich niedrigere Werte angeben. Es ist wahrscheinlich, daß diese Werte sich auf eingebettetes Material beziehen, bei dem eine etwa 50%ige Volumenschrumpfung besteht. Die gute Übereinstimmung mit den neueren und bisher wohl auch exaktesten Ergebnissen erlaubt den Schluß, daß auch Strukturen, die nur in 3 Scheibenoberflächen einer Schnittserie erscheinen, mit dem Punktzählverfahren in einer hinreichenden Genauigkeit gemessen werden können. Bei Tursiops truncatus hat Kruger (1959) an paraffineingebettetem Material für den Th ein Volumen von 19 cm³ gefunden. Da keine Angaben über Korrekturen vorhanden sind, muß angenommen werden, daß sich dieses Volumen auf den geschrumpften eingebetteten Th bezieht. Bei einer durchschnittlichen Schrumpfung von 50% ist damit der Wert von Kruger der gleiche wie der eigene.

Für den Hippocampus beträgt der Volumenanteil beim Menschen nach unserer Bestimmung 0,5% und unterscheidet sich damit nicht wesentlich von dem von Pilleri (1966c) mit 0,8%. Der Anteil des HiCa bei Ele liegt zwischen diesen beiden Werten; auf Grund der qualitativen Beschreibung (s.o.) ist das nicht überraschend.

Tabelle 14. *Die Größe der zentralen Strukturen des Großhirns bei einigen weiteren Säugern der Ordnungen Mysticeti und Primates*

	Thalamus (Th)		Großhirn-ganglien (StGa)		Hippocampus (HiCa)	
	cm³	%	cm³	%	cm³	%
Megaptera novaeangliae (Mysticet)[a]	—	2,95	—	1,65	—	0,15
Balaenoptera borealis (Mysticet)[a]	—	2,55	—	1,55	—	0,18
Pongo pygmaeus (Orang-Utan)[b]	9,3	2,4	12,2	3,2	—	—
Macacus cynomolgus[b]	1,7	2,7	3,4	5,3	—	—
Lemur catta[b]	0,8	4,7	0,9	5,3	—	—
Pan troglodytes[c]	5,5	—	—	—	—	—
Ateles ater[c]	3,5	—	—	—	—	—
Macaca mulatta[c]	1,8	—	—	—	—	—
Galago demidovi[c]	0,74	—	—	—	—	—

[a] Pilleri (1966c). — [b] Hopf (1965). — [c] Harman and Carpenter (1950).

Die Tabelle 14 enthält einige Vergleichswerte für Th, StGa und HiCa, die bei Mysticeti und Primaten gefunden wurden. Es fällt auf, daß die Mysticeti offensichtlich einen relativ größeren Th als die Delph haben, während die StGa etwa einen gleichen Volumenanteil besitzen. Die Primaten haben einen höheren Volumenanteil des Th als alle eigenen Werte. Drei der Werte stammen aus der gleichen Arbeit (Hopf, 1965), die die beste Übereinstimmung mit den eigenen Ergebnissen hatte. Unterschiede, die auf verschiedenen Meßverfahren beruhen, können daher nicht vorliegen, sondern es handelt sich um echte Größendifferenzen. Auch zwischen Hopf (1965) und Harmann und Carpenter (1950) besteht bei Macaca eine Übereinstimmung; daher kann aus allen Angaben der Schluß gezogen werden, daß sich der Th in der steigenden Phylogenese bzw. mit steigendem Gehirngewicht relativ aber nicht absolut verkleinert. Das heißt, daß der Th bei den Primaten eine flachere Allometrielinie besitzt als das ganze Gehirn. Dieser

Trend beim Th-Volumen der Primaten stimmt mit dem in Abb. 13 bei den Delph gefundenen Trend überein (s. o.).

Für die StGa sind in der Literatur zu wenig Werte vorhanden, um bei den Primaten eine Allometrielinie festlegen zu können. Auffallend ist lediglich, daß der Th bei Lemur catta (Prosimia) relativ 3,5mal größer als beim Menschen ist, während die StGa nur 2,5mal größer sind. Das könnte phylogenetisch einer steileren Allometriegeraden für die StGa entsprechen und damit wiederum mit den eigenen Befunden in Abb. 13 übereinstimmen. Die Anzahl der Werte ist in beiden Fällen zu gering, und zudem sind die Primaten und Odontoceti sehr verschiedene Ordnungen. Eine solche andere allometrische Steigung läßt sich nur mit einer größeren Zahl von Werten bestätigen.

Die HiCa-Anteile der beiden Mysticeti sind deutlich größer als die der Delph, was mit dem noch vorhandenen Bulbus olfactorius gut vereinbar ist. Gegenüber Mensch und Ele ist der HiCa der Mysticeti sehr klein.

Diskussion

Die Diskussion wird in drei Teile geteilt, die sich jeweils mit methodischen, qualitativen und quantitativen Aspekten beschäftigen.

a) Methodisches

Die Untersuchungen wurden mit neuen stereologischen Methoden ausgeführt, mit denen schnell gute Ergebnisse zu erhalten sind. Die verschiedenen anderen Auswertemethoden wurden bereits von Schlenska (1969) kritisch betrachtet; zu dieser Besprechung sei lediglich hinzugefügt, daß bei kleinen und windungsarmen Gehirnen und bei solchen, die viele parallele Windungen haben (z. B. Carnivora und Artiodactyla) die stereologischen Oberflächenmessungen nur dann zu guten Ergebnissen führen, wenn die beiden Hemisphären eines Gehirnes in 2 aufeinander senkrecht stehenden Ebenen geschnitten werden. Ein Meßdurchgang muß dann beide Hemisphärenserien umfassen. Es ist in diesem Falle unmöglich, Rechts-Links-Unterschiede festzustellen.

Die von Stephan (1960), Kretschmann und Wingert (1967) beschriebenen Methoden — letztere haben ein planimetrisches Verfahren elektronisch modifiziert — sind bei den soeben erwähnten Gehirnen auch heute noch bedingt brauchbar; dabei sollte jedoch beachtet werden, daß eine 100%ige Korrektur nach beiden Autoren nicht möglich ist. Wir bevorzugen die stereologischen Messungen der Oberfläche in zwei Schnittebenen.

Es ist wichtig, noch kurz auf die Frage der automatischen quantitativen Messung einzugehen. Nur der zweite Teil der Auswertung kann automatisiert werden, da ein noch so ausgeklügeltes elektronisches oder optisch-elektronisches Abtastsystem nicht in der Lage ist, zwischen den verschiedenen Arten von Grau (z. B. Cortex, verschiedenen Ganglien etc.) zu unterscheiden. Die Registrierung der Meßwerte derartiger Strukturen ist eine wissenschaftliche Interpretation; dazu wird bis heute noch der jahrmillionen alte Computer im menschlichen Gehirn benötigt. Alles, was hinter dieser Primärauswertung liegt, kann voll automatisiert werden. Eine solche Automatisierung ist auf die Dauer unerläßlich, da ohne sie in Zukunft keine allgemeine Routineuntersuchung und keine größere wissenschaftliche Materialauswertung mit einem sinnvollen Zeitaufwand durchführbar ist. Im Bereich unserer Probleme stehen folgende Fragen an: 1. Die Entwicklung des menschlichen Gehirnes. 2. Die Altersgänge des menschlichen Gehirnes, die nur in einem Großansatz zu lösen sind. Bisher gibt es nur stichprobenartige Untersuchungen, bei denen eine statistisch brauchbare Grundlage fehlt. 3. Vergleichende Gehirnuntersuchungen, die sich aus phylogenetischen Gründen besonders mit den Primatengehirnen beschäftigen sollten.

Mit den Ergebnissen solcher Arbeiten können wichtige morphologische Daten gewonnen werden, die für viele funktionelle Interpretationen unentbehrlich sind.

b) Qualitative Fragen

In der Phylogenese waren für die Primaten — den Urahnen des Menschen — für die kaum bekannten Vorfahren des Elefanten und für die Urwale die gleichen Möglichkeiten offen, um im Großhirn den Frontallappen (LoFr) und den Temporallappen (LoTe) im Rahmen der Vergrößerung des Großhirnes weiterzuentwickeln. Sie wurden verschieden genutzt. Die Primaten bis zum Menschen zeigen eine besonders starke Vergrößerung des LoTe und LoOc. Der LoFr wird bei den niedrigeren Primaten relativ vernachlässigt und erst im Rahmen der Humanisationsphase — also bei der eigentlichen Menschwerdung — entsteht er in der bekannten großen Ausdehnung.

Bei Ele ist über die Phylogenese des Großhirnlappens so gut wie nichts bekannt, da die fossilen Stufen kaum einen Einblick gewähren und keine rezenten Zwischenglieder vorhanden sind. Man findet beim rezenten Ele einen langen, relativ schmalen und großen LoFr und einen breiten sehr großen LoTe. Ein LoOc konnte wohl wegen des großen Ceb, das weit nach vorne in die Fissura interhemisphaerica ragt, nicht ausgebildet werden. Über die Lokalisation der Projektionszentren auf dem Cortex ist bei Ele nichts bekannt. Bei den motorischen Regionen wäre mindestens für die Rüsselpartie ein großes Feld zu erwarten. Meiner Ansicht nach dient das große Kleinhirn des Ele der Koordination des langen, gelenk- und knochenlosen Muskelschlauches des Rüssels, der als Greiforgan höchst komplexe Bewegungen ausführen muß.

Die Delph haben insbesondere den LoPa entwickelt. Dabei wurde die große Sehrinde der Delph im LoOp nach medial verdrängt, und es bildete sich zwischen LoPa und LoOp eine große tiefe Furche (FiLi) aus. Der LoTe ist relativ klein, und auch der LoFr ist gegenüber dem LoPa klein, insgesamt aber deutlich größer als der LoTe. Lende und Akdikmen (1968) haben bei Tt die motorische Rinde in Narkose mit elektrischer Reizung gesucht und gefunden. Das motorische Zentrum ist klein und liegt etwa dorsal und medial des rostralen Poles des Großhirnes. Die Kleinheit ist erklärbar, da keine komplizierten Einzelbewegungen von kleinen Muskeln und Muskelgruppen, wenn wir von der Larynxmuskulatur absehen, nötig sind. Diese stark rostrale Lage der motorischen Rinde spricht für einen relativ kleinen LoFr. Der mächtige LoPa verdrängt offensichtlich die motorische Rinde nach medial. Bereits Broca (1879) hat ausdrücklich auf die kleinen Temporallappen der Odontoceti hingewiesen.

Die anderen Odontoceti zeigen einen relativ ähnlichen Aufbau bei der Hirnlappenanordnung und den -größen. Kükenthal und Ziehen (1889) zeigen das an

Hyperoodon rostratus (Flaschennasenwal) aus der Familie der Zyphidae; diese Familie hat wie die Physeteren einen kleinen Tractus olfactorius. Bei den Mysticeti sind die Verhältnisse ähnlich (Pilleri, 1966a, b, c; Jacobs und Jensen, 1964), der LoTe ist bei ihnen etwas stärker entwickelt als bei Delph. Vielleicht hängt der etwas größere LoTe mit dem noch vorhandenen TrI zusammen.

Besonders interessant scheint mir ein Vergleich des limbischen Systems zu sein, da das phylogenetische Ausgangsmaterial — das ursprünglich Riechhirn war — in so unterschiedlicher Größe bei den verschiedenen Tieren und dem Menschen entwickelt wurde. Wir beschränken uns auf einen makroskopischen Vergleich. Bei Mensch und Ele sind alle Anteile: Corpus mammilare (CoMa), Fornix (Fo), Hippocampus (HiCa), Corpus amygdale (CoAm), Septum pellucidum (SePe) und Hypothalamus ähnlich kräftig ausgebildet. Es ist auch anzunehmen, daß der Nucleus anterior Th beim Ele entsprechend groß ist. Die neocorticalen Anteile im Gyrus cinguli sind bei beiden entsprechend groß und auf einen mäßig breiten kaum gegliederten Gyrus cinguli beschränkt. Die morphologische Ähnlichkeit bei Mensch und Ele in Aufbau und Verteilung der limbischen Strukturen ist überraschend.

Bei Delph finden wir eine völlig andere Verteilung. Das CoMa, der Fo und der HiCa sind außergewöhnlich klein. Das SePe und der CoAm sind nahezu so groß und gut entwickelt wie bei Mensch und Ele. Relativ größer als bei Mensch und Ele sind die allocorticalen Anteile des „Lobule désert de Broca" vergleichbar mit dem diagonalen Band. Im Neocortex ist ein großer Lobus limbicus entwickelt, der zwischen der tiefen — weit oberhalb des Balkens verlaufenden — Fissura cinguli und dem Balken liegt. Dieser Lobus ist, wie die Abb. 5 und 6 zeigen, fein gegliedert. Man kann vermuten, daß die Delph den Ausfall der primär rhinencephalen Strukturen während der Phylogenese durch einen vergrößerten Anteil des neocorticalen limbischen Systems kompensiert haben.

Die Betrachtung über das limbische System soll durch folgende etwas spekulative Überlegung abgeschlossen werden: Es ist bekannt, daß Mensch und Ele ähnliche Reaktionen zeigen, z.B. neigen beide zur Aggression und Gewalttätigkeit. Diese werden unter anderem vom limbischen System gesteuert (Akert und Hummel, 1963; Bargmann, 1969). Die Delph, welche eher ein höher differenziertes, mehr neocorticales limbisches System haben, sind nach zahlreichen Erzählungen und Sagen wesentlich friedfertiger; sie haben nur einen sehr kleinen HiCa.

Abschließend müssen wir festhalten, daß von der qualitativen Sicht aus der Mensch im Vergleich zu Delph und Ele keine besonders hohe cerebrale Differenzierung besitzt, die morphologisch einen so großen Intelligenzunterschied rechtfertigen, wie er tatsächlich vorhanden ist. Allerdings gibt es quantitativ eine deutliche Sonderstellung (s.u.). Der Trend der Wissenschaft sucht — wegen des qualitativ hoch differenzierten Delph-Gehirnes — zur Zeit mit einer gewissen Forciertheit bei den Delph eine besondere hohe Intelligenz nachzuweisen.

Es muß hier die Frage gestellt werden, ob Hirndifferenzierung unbedingt gleichbedeutend mit menschlicher Intelligenzleistung sein muß. Die große Entwicklung des Parietallappens könnte mit den Besonderheiten der akustischen cerebralen Verarbeitung zusammenhängen. Gedanken dieser Art hat vor kurzem auch Wieser (1970) geäußert. Er glaubt, daß die dreidimensionalen Fourier-Analysen der Sonar-Klangbilder der Delph einen besonders gut entwickelten und großen

Cortex benötigen, so daß für Intelligenzleistungen im Sinne des Menschen nur mehr ein relativ geringer (sicherlich aber absolut noch großer) Anteil des Cortex übrigbleibt.

Ich glaube, wir Menschen sollten die aufregend interessanten Gehirne der Delph nicht zu sehr auf den Menschen bezogen interpretieren, sondern versuchen, diese großen Gehirne auf die Notwendigkeiten des Lebensraumes der Delph zu beziehen.

Quantitative Probleme

Vergleichende quantitative Untersuchungen zur Bestimmung der Größe der Oberfläche und der Volumina des Cortex cerebri sowie anderer Teile des Großhirnes werden schon lange durchgeführt. Aus methodischen Gründen und wegen des Arbeitsaufwandes wurden überwiegend nur kleinere Gehirne ausgemessen. Untersuchungen dieser Art haben Kretschmann (1966) an Nesthockern und -flüchtern, Weidemann (1967) an südamerikanischen Nagetieren, Stephan (1967) an Primaten, Stephan und Bauchot (1968) an europäischen Maulwürfen durchgeführt. Nur mit den Oberflächen beschäftigen sich die Untersuchungen von Ronnefeld (1969) an Boviden und von Elias and Schwartz (1969) an verschiedenen großen und kleinen Säugergehirnen.

Für die Beantwortung der eingangs gestellten Frage, ob sich das menschliche Gehirn von dem der Tiere eindeutig unterscheidet, sollen auch diese Untersuchungen mit einbezogen werden. In folgenden Punkten besitzt das menschliche Gehirn auf Grund der bisherigen Messungen besondere Werte:

1. Der Neocortexvolumenanteil am Gehirn ist mit 47,5% der höchste (siehe Abb. 13).
2. Mit 35:1 besitzt er das höchste Verhältnis zwischen Hirnrinde und Hirnstamm (ohne Kleinhirn) (s. Tabelle 10).
3. Der große Hirnstamm (aus Ceb + HiSt) nimmt beim Menschen nur $1/7$, bei den Delph etwa $1/4$—$1/5$ und beim Elefanten $1/3$ des gesamten Gehirnes ein (Abb. 18).

Der Neocortexanteil der Delphinoideae ist mit etwa 42% nur wenig geringer als der des Menschen. Auch die Primaten haben nach Stephan und Andy (1969) einen hohen Neocortexvolumenanteil. Weiter ist es möglich, daß der Pottwal (Physeter macrocephalus) nach den Zahlen von Ries und Langworthy (1938) den Menschen in beiden Werten übertrifft, der Cortexvolumenanteil kann auf etwa 50%, das Verhältnis Neocortex zu Hirnstamm (ohne Kleinhirn) auf etwa 50:1 geschätzt werden. Daraus muß der Schluß gezogen werden: der rein qualitative und quantitative Aufbau eines Gehirnes kann ohne Bezug auf das Körpergewicht keine Aussage über das cerebrale Leistungsniveau machen; aus dem Gehirnbau allein können also keine Rückschlüsse auf Intelligenzleistungen gezogen werden.

Die folgenden Betrachtungen schließen über den eingangs erwähnten Relationsexponenten 0,65 die allometrischen Gehirn-Körpergewichtsbeziehungen ein und versuchen so, einen Blick auf die untersuchten Gehirne zu geben. Die Zusammensetzung des Körpers aus verschieden stark innervierten Geweben wird außer acht gelassen. So sind z.B. die äußere Haut und die Muskulatur gut, das Fettgewebe und der Knochen jedoch wenig innerviert. Herre (1964) und seine Schüler haben in ihren Arbeiten den dadurch entstehenden Fehler durch Abzug des Fettgewebes ausgeglichen. Die aus der Literatur zitierten Körpergewichte schließen das Fett-

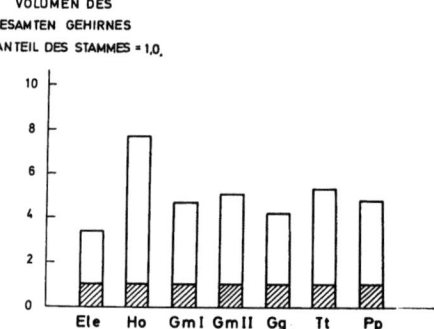

Abb. 18. Säulendarstellung der Relation des Stammhirnes (*StHi*) zum Gesamtgehirn. Näheres s. Text

gewebe ein; offensichtlich ist im allgemeinen der Aufwand für die Präparation des Fettgewebes zu groß. Weiter bleibt die unterschiedliche Größe der Projektion der Motorik auf das Gehirn unbeachtet, da keine genauen Zahlen bekannt sind. Die auf die vordere Zentralwindung des Menschen projizierten Homunculi zeigen deutlich, daß die Felder für die Greiforgane (Hand) groß und die für die Massenbewegung (Rumpf) klein sind. Die Beachtung dieser beiden Fehlerquellen würde jedoch bei allometrischer (logarithmischer) Betrachtung nur relativ geringe Verschiebungen ergeben, und sie können daher bedingt außer acht gelassen werden.

Es gibt eine Reihe von Versuchen, um die unterschiedlichen Größen des Cephalisationskoeffizienten k zu deuten. Brummelkamp (1940) hat angenommen, daß sich die allometrischen Zusammenhänge in quantenartigen Sprüngen verschieben können. Nach ihm sind die höher cerebralisierten Formen um ein oder mehrere $\sqrt{2}$ - Sprünge nach oben verschoben. Gegen diese Hypothese gibt es zahlreiche Einwände und Gegenhypothesen. Portmann (1951), Wirz (1950), Rensch (1958), Mangold-Wirz (1966), Stephan und Andy (1969). Darauf wird nicht näher eingegangen. Die verschiedenartigen Ansichten für die unterschiedliche Größe von k legen nahe, daß die phylogenetische Entwicklung nicht nach einer einheitlichen Regel erfolgte.

Auf der Grundlage der Allometrie wurden andere meßbare Parameter für die Entwicklungshöhe eines Gehirnes gesucht. Dabei ging man von der Voraussetzung aus, daß die Entwicklungshöhe mit dem Leistungsniveau des Gehirnes zusammenhängt, und dieses Leistungsniveau als intelligente Handlung des betreffenden Lebewesens beobachtet werden kann. Die Cephalisationskoeffizienten der Delph betragen (s. u., Tabelle 16) bei *Tt* 0,6, bei den übrigen Delph 0,40 bis 0,45. Der Abstand zum Menschen mit $k=1$ ist deutlich, aber nicht voll befriedigend. Portmann (1951) und Wirz (1950) haben nach einem neuen Weg gesucht. Ausgehend von den Gehirnen der primitivsten Säugetiere — den basalen Insektivoren —

Tabelle 15. *Werte für die Totalhirnindices, die Neopalliumindices nach Mangold-Wirz (1966) und die Neocortexindices nach Stephan and Andy (1969)*

		Totalhirn-index	Neo-pallium-index	Neocortex index
Mensch	Homo sapiens	214	170	156
Schimpanse	Pan troglodytes	68	53	58
Klammeraffe	Ateles ater (paniscus)[a]	63	—	43
Zwergmaki	Microcebus murinus	10,5	—	12
Spitzhörnchen	Tupaia javanica (glis)[a]	10	5,0	7,5
Pilotwal	Globicephala melas	69—107	—	—
Flaschennasendelphin	Tursiops truncatus	133—155	—	—
Braunfisch	Phocaena phocaena	110—150	103	—
Pottwal	Physeter catodon	187—206	163	—
Blauwal	Balaenoptera musculus	36—42	—	—
Elefant	Elephas indicus	150	104	—
Zwergspitzmaus	Sorex minutus	1,9	—	1,3
Eisbär	Thalarctos maritimus	45	31	—
Kamel	Camelus bactrianus	42	28	—
Walroß	Odobenus rosarus	53	—	—

[a] In Klammern die von Stephan und Andy erwähnten Arten.

haben sie Progressionsindices entwickelt. Diese Progressionsindices sind sowohl für das gesamte Gehirn als auch für verschiedene Anteile feststellbar. Genaue Einzelheiten über diese Indices sind bei Mangold-Wirz (1966), Stephan (1967) und Stephan und Andy (1969) zu finden. Die Tabelle 15 enthält einige Werte für solche Gehirne, die innerhalb der vorliegenden Abhandlung erwähnt werden. Stephan und Stephan and Andy haben sich fast ausschließlich mit der Phylogenese der Primaten beschäftigt. Die von ihnen mitgeteilten Indices sind außerordentlich instruktiv. Schwieriger wird die Interpretation der Indices bei den großen Gehirnen der Wale und des Elefanten. So hat z. B. der Pottwal und der Elefant einerseits einen relativ kleinen bei 0,2 liegenden Cephalisationskoeffizienten und andererseits außerordentlich hohe Totalhirn- und Neopalliumindices. Zwischen beiden Betrachtungsweisen besteht also eine erhebliche Diskrepanz. Diese Diskrepanz kann nur so erklärt werden, daß der große phylogenetische Unterschied und die enormen Größenunterschiede der Gehirne zwischen den basalen Insektivoren einerseits und dem Pottwal bzw. Elefanten andererseits zu einem erheblichen Auseindanderweichen zwischen der theoretischen Erwartung und der tatsächlichen Aussage bei den Indices führen.

Im folgenden wird ein Modell entwickelt, in dem der Mensch in den Mittelpunkt gestellt wird. Das Modell soll auch klären, wieviel Anteile des Cortex bei der jeweiligen Art für eine höhere cerebrale Leistung tatsächlich zur Verfügung stehen. Bei der Berechnung sind gewisse Annahmen nötig.

Zuerst wird das theoretische Gehirngewicht der Art berechnet, das sie auf Grund der Formel (1) mit $r = 0,65$ und $k = 1$ haben sollte; $k = 1$ entspricht dem Cephalisationskoeffizienten des Menschen. Dieser und die folgenden Berechnungsschritte sind aus Tabelle 16 zu entnehmen. Ausgehend vom Mensch wird angenommen, daß in seinem Gehirn nur 10% seines Cortex zur Regelung basaler corticaler Funktionen dienen. Dieser Anteil des Cortex wird (funktionell) basaler Cortex genannt. Die übrigen Cortexanteile des Menschen — also 90% — werden (funktionell) höherer Cortex genannt, da er überwiegend für höhere Leistungen zur Verfügung steht. Entsprechend dem Körpergewicht läßt sich nun die Größe des basalen Cortex bei allen erwähnten Arten berechnen (z. B. beim Elefanten 917 g). Diese Berechnung bestimmte auch die Festlegung des basalen Cortex beim Menschen auf 10%, denn in der Regel sollte hier der tatsächlich vorhandene Cortex größer als der errechnete basale Cortex sein. Ausnahmen bilden der Blauwal und die Zwergspitzmaus. Nur in den Cortexanteilen, die nicht basal genannt werden können, kann ein höherer Leistungscortex vermutet werden. Ein Teil dieses nichtbasalen Cortex ist durch Verknüpfungen mit dem übrigen Cortex und Hirnteilen belegt und in Wirklichkeit nur teilweise für höhere Leistungen verfügbar. Die Größe des durch Verknüpfung belegten Anteils wird durch die Größe des übrigen Cortex bestimmt. In diesem Sinne wurde ein Korrekturfaktor zur Ermittlung des tatsächlichen höheren Cortex entwickelt. Er lautet $\frac{\text{tatsächlich vorhandener Cortex}}{10 \times \text{basaler Cortex}}$. Mit diesem Faktor werden sodann die nichtbasalen Cortexanteile multipliziert und damit der für höhere Leistungen frei verfügbare Cortex errechnet. [z. B. beim Elefanten: nichtbasaler Cortex (1400—917 mal) 0,17 = 72 g].

Die Tabelle 16 zeigt, daß der Mensch doppelt soviel Cortex für höhere Leistungen besitzt wie Gm, welcher seinerseits ein doppelt so großes Gehirn wie der Mensch besitzt. Elefant, Schimpanse und Braunfisch haben einen nahezu gleichgroßen höheren Cortex; diese Größen entsprechen der allgemeinen Auffassung über die tierische Intelligenz der genannten Tiere sicherlich besser als die Indices von Mangold-Wirz. Auffällig ist der hohe Wert für höheren Leistungscortex bei den Delph und dem Pottwal. Letzterer fällt zwar aus der Stufe der Menschenhöhe (Mangold-Wirz) ab und liegt dennoch weit über dem Höchstwert der Landsäuger. Die Werte für den höheren Leistungscortex bei Delph und Pottwal harmonisieren auch gut mit der These der Fourieranalyse der akustischen Signale. Mit Ausnahme des Braunfisches haben die Delph und der Pottwal nahezu gleichgroße — zwischen 160 und 320 g liegende Mengen von höherem Leistungscortex. Diese Gleichstellung ähnlich lebender Tiere im höheren Cortex bei unterschiedlichen Gehirngrößen ist bestechend. Dieses Ergebnis erhärtet die Modellentwicklung, bei der 90% des menschlichen Cortex als höherer Cortex angenommen werden.

So bestechend das neu entwickelte Modell ist, zum jetzigen Zeitpunkt sollte es in der Anwendung noch auf große Gehirne mit hoher Differenzierung beschränkt werden. Bei kleineren Gehirnen versagt es, dort sind die von Stephan und Mangold-Wirz angegebenen Werte vorzuziehen. Ganz allgemein gilt, daß Indices und Faktoren in der Allometrie nur in einem bestimmten Bereich optimale Werte ergeben. Sie werden um so ungenauer, je weiter die Körper- und oder Gehirngröße vom optimalen Bereich entfernt liegt.

Es ist nötig darauf hinzuweisen, daß auch im mikroskopischen Aufbau noch Unterschiede zu erwarten sind (Haug, 1958, 1967).

Zum Abschluß können wir die eingangs gestellte Frage bejahend beantworten: Der Mensch unterscheidet sich von den Tieren durch einen hohen Anteil von Cortex, der frei für höhere Leistungen ist. Die Delph liegen deutlich tiefer, insgesamt aber höher als alle Landsäuger. Wahrscheinlich verwenden sie ihre hohe Leistungscortexmasse für die akustische Raumanalyse. Elefant und höhere Primaten haben ähnliche Anteile von höherem Leistungscortex; er ist etwa eine Zehnerpotenz kleiner als der des Menschen.

Tabelle 16. *Vergleich von ausgewählten Säugern in Hirngröße, Cephalisationskoeffizient und einem Schätzwert für die absolute Größe des Cortex, der für höhere Leistungen verfügbar ist. (Näheres s. Text)*

	Körpergewicht (kg)	Gehirngewicht (g)	Cortexgewicht (g)	Cephalisationskoeffizient = k	Theoretisches Gehirngewicht bei k = 1	Cortexgröße X entspr. 10% Cortex Mensch	Cortex/ 10·X	Wahrscheinliche Größe des Cortex frei für höhere Leistungen (g)
Homo sapiens	75	1470	690	1,0	1470	69	1,0	621
Loxodonta africana	4000	4210	1400	0,22	19550	917	0,15	72
Globicephala m.	800	2800	1200	0,41	6870	322	0,37	325
Grampus griseus	300	1640	620	0,45	3630	170	0,36	162
Tursiops truncatus	110	1140	460	0,60	1890	89	0,52	193
Phocaena phocaena	50	495	205	0,44	1135	53	0,39	59
Primates								
Pan troglodytes[a]	46	420	190[f]	0,39	1075	50	0,38	53
Papio anubis[a]	26	205	92[f]	0,28	741	35	0,26	15
Ateles ater[a]	6,2	99	45[f]	0,34	292	15	0,31	9,5
Tupaia glis[b]	0,15	3	1,35[f]	0,11	26	1,2	0,11	0,02
Cetaceae								
Physeter macrocephalus[c]	30000	9500	4700[f]	0,13	72500	3400	0,14	182
Balaenoptera musculus[d]	120000	7000	2660	0,04	178500	8400	0,03	./.
Insectivora								
Sorex minutus[e]	0,0046	0,10	0,02[f]	0,04	2,7	0,13	0,015	./.

[a] Bauchot et Stephan (1969); [b] Stephan und Bauchot (1965); [c] Ries und Langworthy (1938); [d] Pilleri (1966a); [e] Mangold-Wirz (1966); [f] Werte geschätzt.

Zusammenfassung

Zu Beginn wird die Frage gestellt, ob es möglich ist, durch einen Vergleich der Gehirne des Menschen und der Säuger die besondere Leistung des menschlichen Gehirnes — die Fähigkeit zur Intelligenz — erklärbar zu machen. Die Allometrie kann diese Frage teilweise mit dem Cephalisationskoeffizienten k beantworten, da der Wert k beim Menschen am höchsten ist (Tabelle 1 und 16). Diese Spitzenposition ist nicht eindeutig genug; daher wird versucht, diese Frage durch einen Vergleich des menschlichen Gehirns mit den nahezu gleichgroßen oder größeren Gehirnen einiger Delphinoideae und des Elefanten zu lösen.

Im Abschnitt Methodik wird beschrieben, wie mit den neuen stereologischen Verfahren die Oberflächen und die Volumina ganzer Gehirne am zweckmäßigsten gemessen werden können.

Im qualitativen Teil werden die wesentlichen Unterschiede des Aufbaues des Großhirnes bei den verschiedenen Arten beschrieben. Die Gehirne der Delphinoideae sind sehr ähnlich gebaut und werden daher zusammengefaßt beschrieben. Folgende Unterschiede finden sich bei der Anordnung der Lappen des Großhirnes: Der Mensch besitzt je einen gutausgeprägten Frontal-, Temporal- und Occipitallappen. Der Elefant hat einen sehr großen Temporal-, einen großen Frontal- und keinen Occipitallappen. Bei den Delphinoideae ist der Frontal- und Temporallappen klein, der Occipitallappen fehlt; dafür ist der Parietallappen außergewöhnlich stark entwickelt. Der Aufbau des Seitenventrikels entspricht der Anordnung der Hirnlappen, Delph und Ele besitzen kein Hinterhorn.

Die auffälligsten Unterschiede sind beim Riechhirn und beim limbischen System zu finden. Der Elefant hat einen großen, der Mensch einen kleinen und die Delphinoideae gar keinen Bulbus olfactorius. Das limbische System ist bei Mensch und Elefant sehr ähnlich aufgebaut; die relativen Größen des Fornix, des Hippocampus, des Corpus amygdaloideum und des Gyrus cinguli entsprechen einander. Die Gehirne der Delphinoideae unterscheiden sich von diesem Aufbau erheblich. Fornix und Hippocampus sind sehr klein; die relative Größe des Corpus amygdaloideum weicht dagegen kaum von Mensch und Elefant ab. Die neocorticalen Anteile des limbischen Systems sind mächtig entwickelt; aus dem schmalen Gyrus cinguli der Säuger ist ein breiter Lobus limbicus geworden. Eine Besonderheit der Delphinoideae ist der basale Komplex des Corpus striatums; dieser ist mit der basalen Oberfläche des Gehirns, — dem Lobule désert du Broca — breitflächig verbunden. Soweit ausreichende Angaben in der Literatur gefunden wurden, werden auch der Pottwal und die Mysticeti in den Vergleich einbezogen; beide haben einen kleinen Bulbus olfactorius.

Im quantitativen Teil werden besprochen: einfache Maße, Oberflächengrößen, Volumina und die Beziehungen der Größenwerte untereinander. Es fällt auf, daß die Oberfläche des Cortex des Tursiops truncatus um 50% größer ist als die des Menschen, obwohl beide gleichgroße Gehirne besitzen. Andererseits hat der Mensch mehr Cortexvolumen als der erstere. Diese scheinbare Diskrepanz ist durch die unterschiedliche Dicke des Cortex bedingt. Es ist leicht verständlich, daß sich der dickere Cortex des Menschen weniger eng falten läßt als der dünne des Tursiops. Der Mensch hat mit 47,5% den höchsten Cortexvolumenanteil, es folgen die Delphinoideae mit 40—43% und der Elefant mit 33%.

Die Gesamtheit aller zentralen Kerne des Großhirnes wird zum Zentralkomplex zusammengefaßt, die Volumina aller untersuchten Arten sind streng allometrisch zum Gehirngewicht angeordnet. Obwohl sich der Mensch beim Zentralkomplex gut einordnet, weicht er bei seinen Teilen stärker von der Allometrie der Gehirngewichtsbeziehungen ab, da er einen relativ zu kleinen Thalamus und ein relativ zu großes Corpus striatum hat.

Für die Beziehungen einiger Größenwerte untereinander wurden Korrelations- und Regressionsrechnungen durchgeführt; dabei konnte trotz der kleinen Zahl der Gehirne meist ein allometrischer Zusammenhang gesichert werden (Tabelle 11 und 12). Bei den in Tabelle 10 enthaltenen Volumenrelationen besitzt der Mensch in dem Verhältnis von Telencephalon zu Hirnstamm mit und ohne Kleinhirn besonders herausragende Werte, während er bei den anderen Relationen nur wenig oder gar nicht über den Delphinoideae liegt. In den Tabellen 13 und 14 werden die Messungen verschiedener Autoren an den zentralen Kernen verglichen.

In der Diskussion werden die methodischen Probleme kurz gestreift. Qualitativ stehen die Gehirne des Menschen und der Delphinoideae auf einer ähnlich hohen Differenzierungsstufe; zwischen dieser Differenzierung einerseits und der cerebralen Leistungsfähigkeit im Sinne der menschlichen Intelligenz andererseits besteht eine Diskrepanz. Es wird für möglich gehalten, daß bei den Delphinen eine große Menge Cortex benötigt wird, um mit Hilfe einer dreidimensionalen Fourieranalyse die akustischen Meldungen holographisch zu einem räumlichen Bild der Umgebung der Tiere umzuformen (Wieser, 1970).

Im quantitativen Teil der Diskussion wird das Problem aufgeworfen, ob Hirnindices, deren Grundlage die basalen Insektivoren sind, auch für hochdifferenzierte und große Gehirne brauchbar sind (Tabelle 15). Bei den großen Gehirnen wird die Interpretation schwierig; daher wird der Mensch als Bezugspunkt gewählt. Unter gewissen Voraussetzungen kann berechnet werden, wieviel Cortex jede Art tatsächlich für höhere Leistungen frei verfügbar hat. Nach einer solchen Berechnung steht der Mensch mit der größten Menge solcher Hirnrinde an der Spitze (Tabelle 16), die Delphinoideae haben ein Viertel bis die Hälfte der Cortexmasse des Menschen, der Elefant und Schimpanse nur etwa ein Zehntel. Diese Art der Berechnung ist nur für den Vergleich großer und zugleich hochdifferenzierter Gehirne brauchbar.

Summary

At first the question is raised whether a comparison between the brains of man and those of mammals can explain the special efficiency of the human brain in regard of its intelligence. Allometry can answer this question partly by means of the cephalization coefficient, as the value k is the highest in man (Table 1 and 16). This top position is, however, not clear enough; that is the reason why an attempt is being made to solve this problem by comparing the human brain with that of the almost equally large or even larger brain of some dolphins and the elephant.

In the chapter "methods" the best way for the measurement of the surface and volumes of the entire brains is described on the basis of new stereological procedures.

In the qualitative part the essential differences of the structure of the cerebrum in the species investigated are reported. The brains of the dolphins are built up in a very similar way and therefore are described together. The following differences appear concerning the arrangement of the cerebral lobes: man possesses a well developed frontal, temporal and occipital lobe. The elephant, however, has a very large temporal lobe, a large frontal one and no occipital one at all. In the dolphins the frontal and temporal lobes are small, an occipital one does not exist, the parietal lobe, however, is considerably developed. The structure of the lateral ventricle having no posterior part in elephant and dolphins corresponds to the arrangement of the lobes of brain.

The most obvious differences are noticeable in respect of the rhinencephalon as well as the limbic system. The elephant has a large olfactory bulb, man a small one and the dolphins have none at all. The limbic system of man and elephant shows a considerable similarity; the relative sizes of fornix, hippocampus, corpus amygdaloideum, gyrus cinguli correspond to each other. The dolphins considerably deviate from this structure. Fornix and hippocampus are very small, the relative size of the corpus amygdaloideum hardly differs from man and elephant. The neocortical parts are highly developed; the small gyrus cinguli of the mammals in general corresponds to a broad limbic lobe. The basal formation. of the striate body is a peculiarity of the dolphins, the latter being attached in a broad area to the basal surface of brain called "Lobule désert du Broca". As far as sufficient citations exist the sperm whale and the mysticet are included in the comparison. Both have a small olfactory bulb.

In the quantitative part the following subjects are discussed: the simple dimensions, the area of surfaces, the volumes and the interrelations of values. It is striking that the surface of the cortex of Tursiops truncatus is 50% larger than that of man though both possess equally large brains. On the other hand man has a higher cortical volume than Tursiops. The apparent discrepancy is due to the different thickness of the cortex. It is easy to understand that the thicker cortex of man cannot be folded in such a narrow way like the thinner one of Turiops. Man has the highest volume part of the cortex with 47.5%, the dolphins follow with 40—43% and finally the elephant with 33%.

All central nuclei are combined in one central complex (CeCo), the volume of which possesses a strictly allometric relation to the brain weight for all specimen. In spite of the fact that man correlates very well as to the total central complex, nevertheless in some parts of it he correlates less with the brain weight, as he has relatively too small a thalamus and relatively too large a striate body.

Calculations of correlation and regression coefficients have been carried out for the relation of some values. In spite of the small amount of brains an allometric correlation could generally be found (Table 11 and 12). According to the volume relation of Table 10 man shows especially remarkable values in the relationship of the telencephalon to the brain stem, with and without cerebellum, whereas in the other relations he is lying but little or not at all above the dolphins and the elephant. In Tables 13 and 14 the quantitative data of the central nuclei found by several authors are being compared.

In the discussion methodic problems are briefly being reported upon. The brains of man and dolphins are qualitatively on a similar level of differentiation. There is, however, a discrepancy between this differentiation on the one hand and the cerebral efficiency on the other hand in the sense of human intelligence. It is possible that a great deal of dolphincortex is used in order to transform the acoustic messages in a holographic way into a spatial picture of the environment of the animals by means of three-dimensional Fourier analysis (Wieser, 1970).

In the quantitative part of the discussion the problem is being dealt with whether indices of brain based on basal insectivores are also useful for highly differentiated and large brains (Table 15). Concerning the large brains the interpretation becomes difficult, therefore man is taken as point of reference. Under certain conditions it can be calculated how much cortex each species actually has at its disposal for higher efficiency. According to such a calculation man is at the top with the highest amount of such cortex (Table 16). The dolphins have a quarter up to half of the cortex volume for higher efficiency in relation to man, while the elephant and chimpanzee only have about a tenth part. This kind of calculation is only useful for comparison between large and equally highly differentiated brains.

Literatur

Abe, Y.: Zur Cytoarchitektonik des Thalamus beim Elefanten. Folia psychiat. neurol. jap. 5, 213—239 (1952).

Addison, W. H. F.: On the rhinencephalon of Delphinus delphis, L. J. comp. Neurol. 25, 497—522 (1915).

Akert, K., Hummel, P.: Anatomie und Physiologie des limbischen Systems. Wiss. Dienst, Hoffmann-La Roche AG Basel (1963).

Anthony, J.: Observation sur un encéphale d'Elephant d'Asie. Ann. Sci. nat. Paris (11) 9, (1947).

Bahr, G. F., Bloom, G., Friberg, U.: Volume changes of tissues in physiological fluids during fixation in osmium tetroxyd or Formaldehyd and during subsequent treatment. Exp. Cell Res. 12, 342—355 (1957).

Bargmann, W.: Organische Substrate aggressiven Verhaltens. Naturw. Rdsch. 22, 248—251 (1969).

Bauchot, R.: Les Modifications du Poids Encéphalique au Cours de la Fixation. J. Hirnforsch. 9, 253—283 (1967).

— Stephan, H.: Encéphalisation et niveau évolutif chez les simiens. Mammalia 33, 225—275 (1969).

Blinkov, S. M., Gleser, I. I.: Das Zentralnervensystem in Zahlen und Tabellen. Jena: VEB Gustav Fischer 1968.

Blümcke, S.: Vergleichende experimentell-morphologische Untersuchungen zur Frage einer retino-hypothalamischen Bahn bei Huhn, Meerschweinchen und Katze. Z. mikr.-anat. Forsch. 67, 469—513 (1961).

Bonin, G. v.: Brain-weight and body-weight of mammals. J. gen. Psychol. 16, 379—389 (1937).

— Shariff, G. A.: Extrapyramidal nuclei among mammals. J. comp. Neurol. 94, 427—438 (1951).

Breathnach, A. S.: The olfactory tubercle, prepyriform cortex and precommissural region of the porpoise (Phocaena phocaena). J. Anat. (Lond.) 87, 96—113 (1953).

— The surface features of the brain of humpback whale (Megaptera novaeangliae). J. Anat. (Lond.) 89, 343—354 (1955).

— Goldby, F.: The amygdaloid nuclei, hippocampus and other parts of the rhinencephalon in the porpoise (Phocaena phocaena). J. Anat. (Lond.) 88, 267—291 (1954).

Broca, P. P.: Recherches sur les centres olfactifs. Rev. d'Anthropologie, II. sér. 2, 385—455 (1879). (zit. nach W. Addison, 1915).

Brummelkamp, R.: Brainweight and bodysize in vertebrates (A study of the cephalisation problem). Ned. Akad. Wet., Verh. 2, (39), 1—57 (1940).

Creutzfeldt, H. G.: Über das Fehlen der Epiphysis cerebri bei einigen Säugern. Anat. Anz. 42, 517—521 (1912).

Dexler, H.: Zur Anatomie des Zentralnervensystems von Elephas indicus. Festschrift zur Feier des 25jährigen Bestehens des Neurologischen Instituts. Arb. neurol. Inst. Univ. Wien 15 u. 16, 137—281 (1907).

Dubois, E.: Die gesetzmäßigen Beziehungen von Gehirnmasse zur Körpergröße. Z. Morph. u. Anthropol. 18, 323—350 (1914).

Elias, H.: Interpretation of sections. Stereologia (The Bulletin of the International Society for Stereology) 5, 1—8 (1966).

— Haug, H., Lange, W., Schlenska, G., Schwartz, D.: Oberflächenmessungen der Großhirnrinde von Säugern mit besonderer Berücksichtigng des Menschen, der Cetacea, des Elephanten und der Marsupalia. Verh. Anat. Ges. 63. Vers. Leipzig, Anat. Anz. 125, 461—463 (1969).

— — — Schwartz, D.: Cerebro-cortical surface areas of some mammals. Amer. Zool. 7, 291 (1967).

— Schwartz, D.: Surface areas of the cerebral cortex of mammals determined by stereological methods. Science 166, 111—113 (1969).

Filimonoff, I. N.: On the so-called Rhinencephalon in the Dolphin. J. Hirnforsch. 8, 1—23 (1965).

Friant, M.: Recherches sur le cerveau de l'éléphant (Loxodonta africana Blum). Ann. Soc. Roy. Zool. Belg. 82, 51—66 (1951).

— Deux stades de l'évolution du cerveau (télencephale) de l'éléphant. Lunds Univ. Arsskr., N.D.Avd. Lund Gleerup 47. 2—13 (1952).

— Le cerveau du baleinoptère (Balaenoptera sp.). Acta anat. (Basel) 23, 242—250 (1955).

Frick, H.: Probleme und Ergebnisse der vergleichenden Anatomie heute. Naturw. Rdsch. 88, 227—237 (1965).

Gihr, M., Pilleri, G.: On the anatomy and biometry of Stenella styx Gray and Delphinus delphis L. (Cetacea, Delphinidae) of the Western Mediterranean. Investigations on cetacea, vol. I, edit. G. Pilleri, p. 15—65. Bern (Schweiz) 1969a.

— Hirn-Körpergewichts-Beziehungen bei Cetaceen. Investigations on cetacea, vol. I, edit. G. Pilleri, p. 109—126. Bern (Schweiz) 1969b.

Haller von Hallerstein, V. Graf v.: Äußere Gliederung des Zentralnervensystems. In: Handbuch der vergleichenden Anatomie der Wirbeltiere, ed. Bolk, Göppert, Kallius u. Lubosch, Bd. II, S. 1—138. Wien u. Berlin: Urban & Schwarzenberg 1934.

Harmann, P. J., Carpenter, M. B.: Volumetric comparisons of the basal ganglia of various primates including man. J. comp. Neurol. 93, 125—137 (1950).

Haug, Herbert: Quantitative Untersuchungen an der Sehrinde. Stuttgart: Georg Thieme 1958.

— Bedeutung und Grenzen der quantitativen Meßmethoden. Med. Grundlagenforsch. 4, 302—344 (1962).

— Zytoarchitektonische Untersuchungen an der Hirnrinde des Elefanten. Anat. Anz. 120, Erg.-H., 331—337 (1967).

— Vergleichende Messungen der Oberfläche und Volumina des Cortex cerebri beim Menschen, Elefanten und Zahnwal. Zbl. ges. Neurol. Psychiat. 194, 103 (1968).

— Vergleichende Untersuchungen an den Gehirnen des Menschen, des Elefanten und der Zahnwale. Verh. Anat. Ges. 64, Verslg. (1969a), S. 191—195.

— Vergleichende, quantitative Untersuchungen an den Gehirnen des Menschen, des Elefanten und einiger Zahnwale. I. Mitt.: Die Größe der Großhirnrinde. Med. Mschr. 23, Jg. 201—205 (1969b).

— Quantitative Data in Neuroanatomy. Progress in Brain Research (im Druck).

Hennig, A.: Bestimmung der Oberfläche beliebig geformter Körper mit besonderer Anwendung auf Körperhaufen im mikroskopischen Bereich. Mikroskopie (Wien) 11, 1—20 (1956).

— Kritische Betrachtungen zur Volumen- und Oberflächenmessung in der Mikroskopie. Zeiss-Werkzeitschr. 30, 3—12 (1958).

Herre, W.: Neues zur Umweltbeeinflußbarkeit des Säugetiergehirns. Naturw. Rdsch. 16, 359—364 (1964).

Hopf, A.: Volumetrische Untersuchungen zur vergleichenden Anatomie des Thalamus. J. Hirnforsch. 8, 25—38 (1965).

Jacobs, M. S., Jensen, A. V.: Gross aspects of the brain and a fiber analysis of cranial nerves in the Great Whale. J. comp. Neurol. 123, 55—71 (1964).

— Morgane, P. J.: Retino-hypothalamic connection in Cetacea. Nature (Lond.) 203, 118 (Aug. 15) (1964).

Janssen, P., Stephan, H.: Recherches sur le cerveau de l'éléphant d'Afrique (Loxodonta africana Blum). I. Introduction et considérations macroscopiques. Acta neurol. belg. 56, 731—757 (1956).

Jungklass, F. K., Orthner, H.: Über quantitative Beziehungen im Stammhirn. Z. Nervenheilk. 181, 62—70 (1960).

Klatt, B.: Hirngröße und Körpergröße. Zool. Anz. 155, 215—232 (1955).

Knoche, H.: Verlauf und Endigung der retino-hypothalamischen Bahn. Z. Zellforsch. 51, 658—704 (1960).

Knudsen, P. A.: Ventrikels atorrelsesforhold: anatomisk normale hjener fra volksne mennsker. Odense 1958 (zit. nach Blinkov und Glezer, 1968).

Kojima, T.: On the brain of the sperm whale (Physeter catodon). Sci. rep. Whales Res. Inst. Tokyo 6, 49—72 (1951) (zit. nach Gihr und Pilleri, 1969b).

Kraus, C., Pilleri, G.: Quantitative Untersuchungen über die Großhirnrinde der Cetaceen. Investigations on cetacea, vol. I, edit. G. Pilleri, p. 127—150. Bern (Schweiz) 1969.

Kretschmann, H.-J.: Über die Cerebralisation eines Nestflüchters [Acomys cahirinus dimidiatus (Cretzschmar 1826)] im Vergleich mit Nesthockern [Albinomaus, Apodemus sylvaticus (Linnaeus 1758) und Albinoratte]. I. Teil: Morphologie und Allometrie. Gegenbaurs Morph. Jb. 109, 376—410 (1966).

— Wingert, F.: Über die Fehlergröße der Oberflächenbestimmung nach der Schnittserienmethode. Z. wiss. Mikr. 68, 93—114 (1967).

Krueg, J.: Elephantidae. Z. wiss. Zool. 33, 652—656 (1880).

Kruger, L.: The thalamus of the dolphin (Tursiops truncatus) and comparison with other mammals. J. comp. Neurol. 111, 133—194 (1959).

Kükenthal, W., Ziehen, T.: Über das Centralnervensystem der Cetaceen. Denkschr. med.-naturw. Ges. Jena 3, 77—200 (1889).

Langworthy, O. R.: A description of the central nervous system of the porpoise (Tursiops truncatus). J. comp. Neurol. 54, 437—500 (1932).

Lauer, E. W.: The rhinencephalon of ungulates: Gross morphology. Progress in Brain Res. 3, 218—253 (1963).

Lende, R. A., Akdikmen, S.: Motor field in cerebral cortex of the bottlenose dolphin. J. Neurosurg. 29, 495—499 (1968).

Mangold-Wirz, K.: Cerebralisation und Ontogenesemodus bei Euterien. Acta anat. (Basel) 63, 449—508 (1966).

Marschner, Ch.: Qualitative and quantitative Untersuchungen am Bulbus olfactorius des Elefanten im Vergleich mit dem des Menschen und des Schweines. Acta Anat. (Basel) 75, 578—595 (1970).

Mayer, C.: Beiträge zur Anatomie des Elephanten und der übrigen Pachydermen. Nova Acta Acad. Leop. Carol. Nat. Cur. 22, 2—52 (1847).

McFarland, W. L., Morgane, P. J., Jacobs, M. S.: Ventricular system of the brain of the dolphin, Tursiops truncatus, with comparative anatomical observations and relations to brain specializations. J. comp. Neurol. 135, 275—368 (1969).

Morgane, P. J., Jacobs, M. S., Yakovlev, P. I., McFarland, W. L., Piliero, S. J.: Surface configuration and nomenclature of sulci and gyri of the brain of the bottlenose dolphin, Tursiops truncatus. J. comp. Neurol. (im Druck).

Pilleri, G.: Die zentralnervöse Rangordnung der Cetacea (Mammalia). Acta anat. (Basel) 51, 241—258 (1962).

— Die zentralnervöse Rangstufe des Blauwals (Sibbaldus musculus Linnaeus). Experientia (Basel) 22, 1—6 (1966a).

— Morphologie des Gehirnes des Seiwals, Balaenoptera borealis Lesson (Cetacea, Mysticeti, Balaenopteridae). J. Hirnforsch. 8, 221—267 (1966b).

— Morphologie des Gehirnes des Buckelwals Megaptera novaeangliae Borowski (Cetacea, Mysticeti, Balaenopteridae). J. Hirnforsch. 8, 437—491 (1966c).

Pilleri, G., Gihr, M.: On the anatomy and behaviour of Risso's dolphin (Crampus griseus G. Cuvier). Investigations on cetacea, vol. I, edit. G. Pilleri, p. 74—93. Bern (Schweiz) 1969a.
— Gihr, M.: Über adriatische Tursiops truncatus (Montagu 1821) und vergleichende Untersuchungen über mediterrane und atlantische Tümmler. Investigations on cetacea, vol. I, edit. G. Pilleri, p. 66—73. Bern (Schweiz) 1969b.
Portmann, A.: Ontogenesetypus und Cerebralisation in der Evolution der Vögel und Säuger. Rev. suisse Zool. 58, 427—434 (1951).
— Cerebralisation und Ontogenese. Med. Grundlagenforsch. 4, 1—62 (1962).
Rensch, B.: Die Abhängigkeit der Struktur und der Leistungen tierischer Gehirne von ihrer Größe. Naturwissenschaften 45, 145—154 u. 175—180 (1958).
Ries, F. A., Langworthy, O. R.: A study of the surface structure of the brain of the whale (Balaenoptera physalus and Physeter catodon). J. comp. Neurol. 68, 1—48 (1938).
Ronnefeld, Uta: Morphologische und quantitative Neocortexuntersuchungen bei Boviden, ein Beitrag zur Phylogenie dieser Familie. Diss. Hamburg (1969).
Schlenska, G.: Messungen der Oberfläche und der Volumenanteile des Gehirnes menschlicher Erwachsener mit neuen Methoden. Z. Anat. Entwickl.-Gesch. 128, 47—59 (1969).
Sinclair, J. G.: The olfactory complex of dolphin embryos. Tex. Rep. Biol. Med. 24, 426—431 (1966).
Snell, O.: Die Abhängigkeit des Hirngewichtes von dem Körpergewicht und den geistigen Fähigkeiten. Arch. Psychiat.-Nervenkr. 23, 436—446 (1891).
Starck, D.: Die Evolution des Säugetier-Gehirns. Sitzungsber. wiss. Ges. J. W. Goethe-Univ. Frankfurt a.M., Bd. 1, Nr 2 (1962). Wiesbaden: Fr. Steiner.
Stelmasiak, M.: Ann. Univ. Marie-Curie-Sklodowska, Sect. D, 9, 100—112, 113—130 (1954) (zit. nach Blinkov, S. M., und I. I. Glezer, 1968).
Stephan, H.: Methodische Studien über den quantitativen Vergleich architektonischer Struktureinheiten des Gehirns. Z. wiss. Zool. 164, 143—172 (1960).
— Quantitative Vergleiche zur phylogenetischen Entwicklung des Gehirns der Primaten mit Hilfe von Progressionsindices. Mitt. Max-Planck-Ges. H. 2, 63—86 (1967) herausgeg. in München.
— Andy, O. J.: Quantitative comparative neuroanatomy of primates: an attempt at a phylogenetic interpretation. Ann. N. Y. Acad. Sci. 167, 370—387 (1969).
— Bauchot, R.: Hirnkörpergewichtsbeziehungen bei den Halbaffen (Prosimia). Acta zool. (Stockh.) 46, 209—231 (1965).
— Bauchot, R.: Vergleichende Volumenuntersuchungen an Gehirnen europäischer Maulwürfe (Talpidae). J. Hirnforsch. 10, 247—258 (1968).
Underwood, E. E.: Quantitative evaluation of sectioned material. Stereology. Proc. of the Second Intern. Congr. for Stereology, Chicago, 1967, p. 49—60. Berlin-Heidelberg-New York: Springer.
— Stereology, or the quantitative evaluation of microstructures. J. Microscopy 89, 161—180 (1969).
Weibel, E. R., Elias, H.: Introduction to stereology and morphometry. Quantitative methods in morphology, p. 3—19, ed. E. R. Weibel und H. Elias. Berlin-Heidelberg-New York: Springer 1967a.
— Introduction to stereologic principles. Quantitative Methods in Morphology, p. 89—98, ed. E. R. Weibel and H. Elias. Berlin-Heidelberg-NewYork: Springer 1967b.
Weidemann, W.: Vergleichende Untersuchungen an Gehirnen südamerikanischer Nagetiere. Inaug.-Diss. Kiel 1967.
Wieser, W.: Keine Chance für Doktor Dolittle Lilly. Das reiche Lautrepertoire der Delphine muß keine Sprache sein — wozu braucht der Tümmler sein großes Gehirn? Zeit Nr 12, 72 (1970).
Wilson, R. B.: The anatomy of the brain of the whale (Balaenoptera sulfurea). J. comp. Neurol. 58, 419—480 (1933).
Wirz, K.: Studien über die Cerebralisation: Zur quantitativen Bestimmung der Rangordnung bei Säugetieren. Acta anat. (Basel) 9, 134—196 (1950).
Ziehen, Th.: Zentralnervensystem. Erste Abteilung. Handbuch der Anatomie des Menschen 4, I, edit. v. K. Bardeleben. Jena: Gustav Fischer 1903.

Sachverzeichnis

Album = Alb 17, 41 ff.
Allometrie 7 ff., 39, 42, 44, 57, 62
Ateles ater (Klammeraffe) 53, 59, 61

Balaenoptera musculus (Blauwal) 8 ff., 59, 61
Bulbus olfactorius (BuOl) 17, 29, 34, 54, 62

Capsula interna 17, 27 ff., 31 ff., 36 f, 44 f.
Cephalisationskoeffizient 8 ff, 58 ff., 62
Cerebellum = Ceb (Kleinhirn) 17, 18 ff., 28, 38 ff., 49, 55
Claustrum 33, 36, 37
Commissura anterior 23 ff., 36
— posterior 33, 36
Corpus amygdaloideum = CoAm (Mandelkern) 17, 23 ff., 32 ff., 36 f., 44, 56, 62
— callosum = CoCa (Balken) 14, 17, 23 ff., 29, 32 ff., 39, 56
— mammilare = CoMa 17, 30, 56
— striatum = CoSt 14, 17, 31 ff., 36 ff., 62
Cortex (Großhirnrinde) 7 ff., 17, 36 ff., 57, 62
—, Oberfläche 14, 38, 47, 57, 62
—, Volumen 16, 38, 40 ff., 47 ff., 57, 62
Crus cerebri = CrCe (Hirnschenkel) 17, 27 ff., 36 ff.

Delphinus delphis (Gemeiner Delphin) 36
Diencephalon = DiCe (Zwischenhirn) 17, 23 ff., 30, 36 ff., 43

Faltung = Windungen des Cortex 21 ff., 46
Faltungsindex 39
Fissura cinguli = FiCi 17, 23 ff.
— lateralis = FiLa 17, 19 ff., 55
— limbica = FiLi 17, 22 ff., 35
Fornix = Fo 14, 17, 23 ff., 30 ff., 37 ff., 56, 62

Gehirngewicht bzw. -volumen 7 ff., 39, 48, 59, 61
Gehirn-Körpergewichtsbeziehungen 7 ff., 57 ff.
Globus pallidus = GlPa 14, 17, 32 ff., 36 ff., 45
Großhirnganglien = StGa 44 ff., 52 ff.
Gyrus cinguli = GyCi 17, 23 ff., 56, 62

Hippocampus = HiCa 17, 23 ff., 32 ff., 37 ff., 44 ff., 52 ff., 56, 62
Hirnstamm, großer = StHi 17, 32, 40 ff., 47 ff.
—, kleiner = HiSt 17, 42, 49

Hyperoodon rostratus (Flaschennasenwal) 55
Hypothalamus 26 ff., 29, 56

Insektivoren, basale 58 ff., 63

Körpergewicht 7 ff., 47 ff., 57

limbisches System 56, 62
Lobule désert du Broca 22, 36 ff., 56, 62
Lobus frontalis = LoFr 17, 19 ff., 29, 32, 36, 39, 55, 62
— limbicus = LoLi 17, 23 ff., 56
— occipitalis = LoOc 17, 20 ff., 34 ff., 55, 62
— opticus = LoOp 22 ff., 35, 55
— parietalis = LoPa 17, 19 ff., 32, 35, 37, 39, 55, 62
— temporalis = LoTe 17, 19 ff., 29, 36 ff., 55, 62

Megaptera novaeangliae (Humpbackwal) 27 ff., 35, 53
Mesencephalon (Mittelhirn) 22, 33, 36
Messung der Oberflächen 13 ff, 54
— des Volumens 13, 16 ff., 54
Microcebus murinus (Zwergmaki) 7 ff., 59
Mysticeti (Bartenwale) 8, 27, 35, 53, 56, 62

Nervus facialis = Ne VII 17, 30
— u. Chiasma optici 17, 24 ff., 29
— statoacusticus = Ne VIII 17, 30
— trigeminus = Ne V 17, 30
Nucleus caudatus = NuCa 14, 17, 32 ff., 36 ff.

Orientierungsfehler 15 ff.

Pan troglodytes (Schimpanse) 8 ff., 53, 59, 61, 63
Phylogenese 9, 20, 53, 55 ff.
Physeter macrocephalus (Pottwal) 7 ff., 27 ff., 35, 57, 59 ff., 62
Primaten 53, 55, 57
Progressionsindices 59
Prosencephalon = PrCe (Großhirn) 17, 18 ff., 38, 55
Putamen = Pu 14, 17, 32 ff., 36 ff.

quantitative Auswertung 13 ff., 38 ff., 57 ff.

Septum pellucidum = SePe 17, 24 ff., 36 ff., 56

Sorex minutus (Zwergspitzmaus) 7ff., 59, 61
Stenella caeruleoalbus 29
Stereologische Verfahren 13ff., 54
Susu gangetica (Gangesflußdelphin) 8ff.

Thalamus = Th 14, 17, 24ff., 32ff., 36ff., 44ff., 52ff., 56
Tractus olfactorius = Tr I 17, 29, 35ff., 44ff., 52ff.

Trigonum olfactorium = TrOl 17, 29, 35ff.,
Tupaia glis (Spitzhörnchen) 59, 61

Ventriculus lateralis = VeLa 17, 32ff., 36ff., 40ff., 62
Ventrikel, Oberfläche 14, 40

Zentralkomplex = CeCo 7, 41ff., 44ff., 63

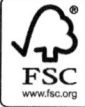

MIX
Papier aus verantwortungsvollen Quellen
Paper from responsible sources
FSC® C105338

If you have any concerns about our products,
you can contact us on
ProductSafety@springernature.com

In case Publisher is established outside the EU,
the EU authorized representative is:
**Springer Nature Customer Service Center GmbH
Europaplatz 3, 69115 Heidelberg, Germany**

Printed by Libri Plureos GmbH
in Hamburg, Germany